7 graines de lumière
dans le cœur des guerriers

Groupe Eyrolles
61, bd Saint-Germain
75240 Paris Cedex 05
www.editions-eyrolles.com

Avec la collaboration de Solange Cousin

© Groupe Eyrolles, 2016
ISBN : 978-2-212-56512-6

Pierre Pellissier

7 graines de lumière dans le cœur des guerriers

EYROLLES

À mes Maîtres et à mes enseignants.
À Flo.
À Raphaël, Cécile, Thibault, Titouan.
À Didier, Dieudo, Fabrice, Franky.

Sommaire

X. ÉPILOGUE

Bienvenue à vous, ami lecteur qui avez eu la chance d'entrouvrir quelques feuillets de ce livre ! Peut-être avez-vous été attiré par la curieuse poésie de son titre ou bien alors l'avez-vous rencontré tout à fait par hasard, laissant votre main effectuer ce choix pour vous au gré des étagères d'une quelconque librairie…

Mais cependant ne vous y trompez pas : une page à peine ouverte et voilà que votre voyage au cœur de ce conte initiatique a déjà commencé, et ce presque malgré vous ! En effet l'art du conte est bien d'absorber celui qui lit ou qui écoute, de l'entraîner dans le courant léger d'une rivière alors qu'il n'avait l'intention que d'y tremper les pieds. Nous y voilà donc tout à fait, et vous avec !

Ce présent ouvrage nous entraîne en effet, à la manière pétillante des histoires transmises par nos aïeux, associant sagesse profonde et scènes rocambolesques avec finesse et humour. Et en plus de cela, il nous invite ici à un *entraînement* de la pensée, de la parole et de l'action, car ce livre est aussi un manuel pratique, un livre de chevet à consulter au quotidien selon les nécessités.

Au fil des pages de ce récit, accessible à tous, l'auteur nous éveille, d'une manière très claire et méthodique, à la possibilité de gérer nos relations, de rétablir la communication lors d'un conflit ou d'une crise, et nous offre ainsi des outils très concrets pour faire face à nos difficultés, de manière non violente et constructive. Nous sommes incités à saisir l'occasion d'une difficulté de communication pour transformer et guérir nos relations et grandir intérieurement, c'est-à-dire – tel que le formule le maître zen Thich Nhat Hanh, cher à l'auteur

– à devenir « l'artiste de notre propre vie », et selon l'auteur même « pour nous faire beaucoup de nouveaux amis » !

Pierre Pellissier nous invite ici à un voyage qui résonne dans les profondeurs de notre conscience et fait vibrer nos cellules, à une aventure qui donne envie d'être relue et partagée, à explorer un conte qui éveille la joie et l'enthousiasme, et ravive l'espoir d'une réconciliation toujours possible.

Nous vous convions donc dès maintenant à savourer ce récit de rois et de reine qui nous plonge dans un joyeux périple. Au fil du courant il nous amène à justement traverser le fleuve nous séparant trop souvent les uns des autres, jusqu'à y découvrir les réels bienfaits de la *coopération*. Cette belle histoire nous invite à partir en quête de ce trésor caché que sont nos conflits et nos désaccords, et à découvrir que le bonheur résultant de l'entraînement à cet *art de la communication* n'appartient justement pas aux contes de fée, tout au contraire.

Sœur Dao Nghiem et Soeur Su Nghiem du Village des Pruniers du maître zen Thich Nhat Hanh

PROLOGUE

Pays Bleu, Pays Rouge

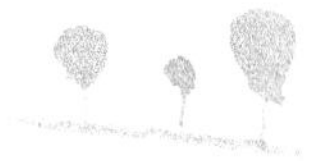

Il était une fois, deux rois.

Le premier s'appelait le Roi Bleu. Il régnait sur un peuple surprenant : la plante de leurs pieds était toute bleue. On pense que c'est l'argile bleue dont le sol était imprégné qui, au fil des siècles, leur avait donné sa couleur. À moins que ce ne soient les habitants qui, au fil de leurs pas, aient donné sa couleur à la terre. Personne ne pouvait le dire.

Le deuxième s'appelait le Roi Rouge. Il régnait sur un pays dont la terre avait des reflets rougeoyants. Ainsi la terre avait-elle donné, au fil des siècles, une jolie couleur rouge à la plante des pieds de ses habitants. À moins que ce ne soit, là aussi, le contraire.

Les deux royaumes étaient voisins : ils n'étaient séparés que par un large fleuve qui en constituait la frontière : le Bensi-Parcekeu. Il offrait aux paysans des deux royaumes la chose la plus précieuse qui soit dans cette contrée aride : l'indispensable eau pour irriguer leurs terres.

Les échanges étaient rares. Chacun préférait rester chez soi : la traversée pouvait être dangereuse et le fleuve permettait aux deux royaumes de subvenir à leurs propres besoins. Et puis, il faut bien le dire, on se demandait des deux côtés comment les choses pourraient tourner avec des gens aussi proches et dont les pieds étaient d'une si étrange couleur.

Parfois, on racontait, lors des veillées au coin du feu, que des siècles auparavant, une guerre terrible avait opposé les deux royaumes. Mais personne n'en était vraiment sûr. Et les personnes raisonnables des deux côtés du fleuve, c'est-à-dire presque tout le monde, refusaient de croire à ces vieilles histoires.

Les deux royaumes, le Bleu et le Rouge, vivaient donc en paix, chacun de son côté du fleuve, sans trop se soucier l'un de l'autre.

Le drame

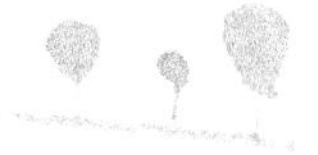

Un jour, il arriva quelque chose de terrible pour le Royaume Bleu.

En pleine nuit, un tremblement de terre dans la montagne voisine dévia le cours du fleuve précieux. Sa largeur avait diminué de moitié et il se trouvait désormais à quelques centaines de mètres de son lit précédent, en plein Pays Rouge. Le Royaume Bleu était brusquement privé du fleuve et de son eau.

Dès la nouvelle connue, le Roi Bleu se rendit précipitamment sur les lieux. Il y retrouva son peuple au grand complet, les mines défaites, les yeux hagards, anéantit par l'ampleur du désastre. Tout le monde se taisait. Des enfants pleuraient. Les oiseaux ne chantaient plus.

L'ancien lit était encore bien visible, profondément creusé et désespérément vide. Seule une épaisse vase visqueuse et nauséabonde, en tapissait le fond, rendant presque impossible le passage sur l'autre rive.

Alors le Roi Bleu parla : « Mes chers sujets, la situation est grave. Dès mon retour au palais, j'enverrai un message au Roi Rouge pour lui demander un libre accès au fleuve. Cela fait des siècles que nous partageons l'eau du fleuve, nos rapports sont paisibles et je ne peux imaginer autre chose qu'une réponse favorable. En attendant, une caravane partira dès aujourd'hui. Le premier point d'eau se trouve à trois jours de marche. Nos réserves devraient nous permettre de tenir sans trop de difficultés jusqu'à son retour. Que tous les récipients disponibles soient rassemblés et confiés à l'expédition. »

De l'autre côté de la nouvelle rive du fleuve, le Peuple Rouge, lui aussi, était rassemblé. On entendait des cris et des chants. On aurait dit qu'ils se réjouissaient de la situation.

On pouvait voir, à un endroit où le fleuve était moins large, des hommes qui commençaient à poser les fondations de ce qui semblait être un pont.

Le Roi Bleu avait sans doute raison : le Peuple Rouge s'activait déjà pour leur apporter de l'aide. Un peu rassuré, du côté du Pays Bleu, tout le monde rentra chez soi ou retourna à son travail. À l'exception de ceux qui allaient partir en expédition et de quelques-uns qui commençaient à réfléchir au meilleur moyen de franchir l'ancien lit visqueux du fleuve.

Il faudrait être prêt dès que le Roi Rouge donnerait son accord.

La demande du Roi Bleu

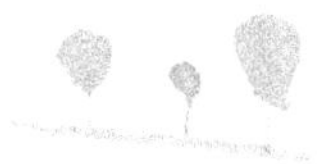

Dès son retour au palais, le Roi Bleu convoqua son Premier ministre. « Je vais écrire et envoyer immédiatement un message au Roi Rouge. Que l'on prépare notre meilleur faucon voyageur. »

Le Roi se rendit dans la salle des audiences protocolaires. Il s'installa sur l'immense bureau sur lequel il avait l'habitude de rédiger les documents officiels et se mit à écrire.

" Très cher Roi Rouge, bien cher voisin,

J'espère que vous allez bien.

Nous nous réjouissons d'entretenir avec vous depuis longtemps des rapports paisibles et constructifs. Le respect et la coopération sont depuis des siècles les fondements de notre bonne entente et je forme le vœu que cela continue longtemps.

À ce sujet, je voudrais vous adresser une demande. Comme vous l'avez sûrement remarqué, le cours du fleuve a été modifié cette nuit par un tremblement de terre dans la montagne voisine. Le Bensi-Parcekeu coule désormais plus à l'ouest et nous n'avons plus accès à l'eau indispensable pour nos cultures.

19

Nous pourrions, bien sûr, nous approvisionner ailleurs mais nous chérissons l'eau de notre fleuve pour son abondance, sa qualité et ses vertus.

Je vous serais donc très reconnaissant de bien vouloir accorder à mon peuple l'autorisation de venir puiser de l'eau sur les nouvelles rives du fleuve.

En vous remerciant par avance de votre compréhension, je vous prie d'agréer, cher Roi Rouge, l'assurance de ma considération distinguée "

Le Roi Bleu était assez fier de lui. Il était resté simple et courtois dans sa requête. Il avait parlé au Roi Rouge d'égal à égal. Et surtout, il s'était habilement abstenu de reconnaître que les frontières étaient demeurées les mêmes. Cela pouvait toujours servir. Bref, il considérait sa lettre comme une brillante démonstration de virtuosité diplomatique.

Le Roi Rouge n'est pas d'accord

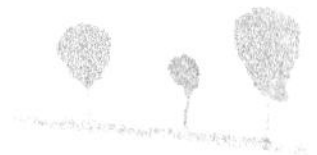

La réponse du Roi Rouge n'arriva que 2 jours plus tard. Sur demande du Roi, le Premier ministre commença la lecture du message à haute voix :

— " Bien cher Roi Bleu, très cher Voisin,

J'espère que vous allez aussi bien que possible dans ces circonstances difficiles.

Je suis bien d'accord avec vous : nos rapports de voisinage sont empreints de paix et d'harmonie.

Soyez donc assuré que je mettrai tout en œuvre pour que nos relations continuent leur cours positif. "

Le Roi Bleu poussa un soupir de soulagement.

— Je vous l'avais dit : nous avons de bons voisins !

Le Premier ministre acquiesça et continua sa lecture :

" Pour ce qui est du passage de vos gens sur mes terres, je regrette de vous annoncer que cela ne sera pas possible. "

Le Roi se leva, stupéfait. Son visage était devenu tout rouge.

— Comment cela, pas possible ? s'écria-t-il. Que dit-il ensuite ?

Le ministre continua la lecture.

> – " Vous avez peut-être constaté que la largeur du fleuve a été divisée de moitié. Nous craignons de ne plus avoir suffisamment d'eau pour arroser nos terres, particulièrement pendant la saison sèche. Je me réjouis de savoir que vous avez d'autres possibilités pour vous approvisionner en eau. Et si je peux vous aider d'une autre manière, j'en serais heureux.
>
> En vous assurant de notre soutien moral, je vous prie d'agréer, cher Roi Bleu, l'expression de ma haute considération ".

— C'est incroyable ! s'emporta le Roi. Il va nous laisser mourir de soif sans lever le petit doigt !

Le Premier ministre chercha à l'apaiser :

— Sire, il n'a sans doute pas compris notre problème. Nous devrions lui écrire une lettre plus directe en lui expliquant nos besoins et en lui montrant qu'il se trompe : il y a suffisamment d'eau pour tout le monde.

— Vous avez raison. Je vais lui dire les choses plus directement.

Le Roi s'enferma alors dans son bureau personnel et se mit à écrire.

La négociation

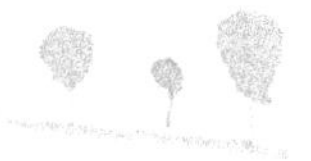

Une heure plus tard, on le vit sortir, la lettre à la main. Il convoqua son Premier ministre.

— Cette fois, je crois que j'ai été assez clair. Écoutez plutôt.

Et il lut à haute voix :

— " Cher Roi Rouge, cher voisin,

Je crois que je me suis mal expliqué et je vous prie de bien vouloir m'en excuser.

En fait, nous n'avons pas d'autre solution. Le point d'eau le plus proche se trouve de l'autre côté du désert à près de 10 jours de marche et j'ai besoin d'eau tous les jours pour faire cultiver mes terres, abreuver mes bêtes et désaltérer mon peuple.

Vous dites que le débit du fleuve a été diminué de moitié parce que sa largeur a diminué. Mais si vous observez attentivement le cours du fleuve, vous constaterez que la vitesse d'écoulement de l'eau a aussi augmenté, et que le débit est resté sensiblement le même. Vous ne risquez donc pas de manquer d'eau. "

Le Roi leva les yeux de sa lettre :

— Et toc ! ajouta-t-il pour souligner la force de son argument.

— Et toc ! répéta le Premier ministre ravi.

Le Roi termina sa lecture :

> — " Je vous renouvelle donc ma demande et vous serais très reconnaissant de bien vouloir accorder à mon peuple l'autorisation de venir puiser de l'eau sur les nouvelles rives du fleuve. "

— Bravo ! dit le Premier ministre, je la fais envoyer immédiatement par notre faucon voyageur.

Deux jours plus tard, la réponse n'était toujours pas arrivée. Et l'expédition non plus. Pas le moindre nuage à l'horizon. Un quart des réserves d'eau avait été utilisé. Le Roi fut alors contraint de promulguer des restrictions : limitation d'arrosage des potagers, d'abreuvage du bétail, interdiction de se laver plus d'une fois par semaine.

La population commençait à s'inquiéter et à grogner. Que faisait donc leur souverain ?

Enfin, le faucon tant attendu se posa sur la margelle du donjon. Le Roi alla lui-même chercher le précieux message. Il l'ouvrit nerveusement et se mit à lire tout en marchant vers la salle du conseil où tous ses ministres l'attendaient :

> " Cher Roi Bleu, cher voisin,
>
> Je crois que je me suis moi aussi mal exprimé et je vous prie de bien vouloir m'en excuser.
>
> Le débit du fleuve n'est pas la seule raison de mon refus.
>
> Les terres entre l'ancien et le nouveau lit du fleuve sont nos meilleurs champs et nous les cultivons avec un soin particulier depuis de nombreuses années. Les allées et venues quotidiennes de vos gens ne pourront qu'endommager ces cultures et rompre le délicat équilibre écologique que nous avons mis tant de mal à instaurer.

Par ailleurs, je crains qu'une fois acquis le droit de passage, une certaine confusion s'installe dans les esprits au sujet des frontières qui délimitent nos pays. Ce qui constituerait, vous en conviendrez, un risque pour l'intégrité de mon royaume. Même si je ne doute pas de la bienveillance de vos intentions, on se sait jamais trop comment pourraient évoluer les choses dans le futur. "

Le Roi Bleu était comme assommé. Néanmoins, il resta debout et rejoignit péniblement ses ministres. Il sentit peu à peu la rage monter en lui. Il grimpa nerveusement les escaliers qui menaient à la salle du conseil.

Devant les visages pleins d'espoir de ses ministres, il s'exclama :

— Il refuse de nous laisser le passage !

Consternation générale… La salle se remplit de murmures réprobateurs.

Le Roi les interrompit :

— Ça ne va pas se passer comme ça, il va voir de quel bois je me chauffe ! Donnez-moi ma plume : je vais répondre à ce malotru !

Debout, à même le dos d'un de ses ministres, il écrivit d'un seul trait sa réponse.

— Voici ce que j'ai écrit, déclara le Roi d'un ton satisfait :

" Cher Roi Rouge,

Je m'étonne de votre réponse.

Nous considérons que l'eau que nous partageons depuis des générations est notre propriété de plein droit et légitime autant que la vôtre.

Vous n'avez pas le droit de nous refuser l'accès à notre eau.

Un murmure d'approbation parcourut l'assemblée.

— Que la lettre parte séance tenante ! rugit le Roi. Annoncez à notre peuple qu'il se tienne prêt. Nous irons chercher cette eau de gré ou de force, nom d'une pipe !

La réponse du Roi Rouge lui parvint dès le lendemain.

— Quel impudent ! tonna le roi à la lecture de la lettre. Il va voir ce qu'il va voir ! Et il griffonna à la hâte, appuyé sur sa propre cuisse, la lettre suivante qu'il expédia sans même prendre le temps de se relire :

" Voisin,

Le fleuve a toujours constitué la frontière entre nos deux pays et je vous ferai remarquer que je pourrais revendiquer légitimement les terres qui se trouvent entre l'ancien et le nouveau lit, ce que je ne fais pas. Du moins pas encore. "

Le soir même, le Roi Rouge avait répondu :

" Voisin,

Je voudrais attirer votre attention sur le risque grave que vous prendriez dans le cas où vous revendiqueriez une partie de mes terres. Je considérerais cela comme une déclaration de guerre et en tirerais des conséquences immédiates. "

Le roi était fou de rage. Il monta lui-même au donjon des faucons et écrivit sur place :

" Cher pseudo-roi,

Votre attitude est totalement irresponsable. Si nous entrons dans un conflit armé, c'est vous qui en serez la cause.

Je n'aurais jamais imaginé un tel manque d'humanité de votre part.

Votre sécheresse de cœur n'a d'égal que votre paranoïa. Qui aurait envie d'envahir un Royaume comme le vôtre ? Vous parlez de risque de confusion dans les esprits, il semble plutôt que c'est votre esprit qui soit en pleine confusion.

Par ailleurs, tout le monde sait bien que les terres dont vous parlez sont pauvres et que vos paysans sont paresseux et incapables.

En ce qui concerne le débit du fleuve, un enfant de 4 ans comprendrait que si la largeur est divisée par deux et que la vitesse d'écoulement est multipliée par deux, le débit reste le même. Ou alors vous faites semblant de ne pas comprendre, car vous souhaitez la ruine de mon royaume pour pouvoir l'annexer le moment venu. Cela fait des siècles que vous et vos ancêtres enviez nos terres. Je vous préviens : nous ne nous laisserons pas faire. Notre armée est plus puissante que la vôtre et votre défaite est certaine. "

Comme il s'y attendait, la réponse du Roi Rouge lui parvint dans l'heure par retour de faucon.

" Cher Roi de pacotille,

S'il existait une chance de trouver un accord, vous l'avez anéantie.

Votre armée ne nous fait pas peur.

Votre arrogance n'a d'égal que votre égoïsme. Vous n'avez en tête que votre intérêt immédiat et êtes incapable de comprendre celui des autres.

Je pense que le détournement du fleuve est une juste sanction envoyée par les Dieux, pour vous punir de votre agressivité et de votre sans-gêne.

Autrement dit, c'est bien fait pour vous et débrouillez-vous tout seul avec votre eau — ou plutôt sans votre eau.

Je m'en lave les mains. "

La guerre

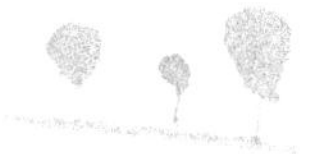

Dès le lendemain, on put voir, de l'autre côté de l'ancienne rive du fleuve, des hommes rouges qui construisaient un haut mur tout le long de la berge.

Immédiatement, le Roi Bleu ordonna le comblement de son fond marécageux, ce qui rendait possible l'accès au pied du rempart.

Voyant cela, le Roi Rouge mobilisa son armée et installa des miradors.

Aussitôt, le Roi Bleu mobilisa également son armée et la massa au pied du mur.

Personne ne se souvient de qui a vraiment déclenché les hostilités. On parle d'un enfant bleu qui aurait envoyé une pierre avec sa fronde, ou d'un soldat rouge sur un mirador qui aurait jeté des épluchures de carottes de l'autre côté du mur.

Ce que l'on sait, en revanche, c'est que le combat fut sans merci. Chacun rivalisant d'ingéniosité pour porter des coups terribles à l'autre camp.

La guerre dura 3 ans.

Peu à peu, les morts s'entassaient des deux côtés. Toute la population était mobilisée pour le combat.

Dans un dernier sursaut, le Peuple Bleu lança une offensive ; ils repoussèrent les soldats ennemis au-delà des nouvelles rives du fleuve, récupérant ainsi un double accès à l'eau et une partie du territoire rouge.

Quelque temps plus tard, le Royaume Bleu prospérait à nouveau et le Royaume Rouge se remettait difficilement de sa défaite. Privés de l'eau du fleuve, les hommes aux pieds rouges avaient réussi à creuser des puits qui leur permettaient de subvenir à leurs besoins élémentaires. La guerre restait un horrible souvenir, mais la vie avait repris son cours.

Bien sûr, chaque camp conservait à l'endroit de l'autre une méfiance et une rancune tenaces, surtout le Peuple Rouge.

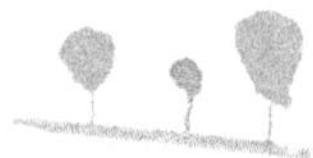

Un jour où le poids de la misère se faisait plus particulièrement sentir, quelqu'un du Pays Rouge empoisonna le fleuve.

Des centaines d'hommes, de femmes et d'enfants du Pays Bleu furent gravement malades ou périrent, dont l'épouse du Roi. Profitant de cet affaiblissement, le Peuple Rouge lança une offensive éclair. Il récupéra le territoire perdu et les deux rives du fleuve, rejetant le Peuple Bleu dans ses anciennes frontières.

Le Roi Bleu ne se remaria pas. Il resta inconsolable pour le restant de ses jours. Terrassé par la perte de sa femme et l'échec de son armée, il errait dans son palais, de pièce en pièce, ressassant sans cesse le déroulement des événements. Comment avaient-ils pu en arriver là ? Vainqueur dans un premier temps sur le champ de bataille, qu'avait-il gagné ? Un bout de territoire ? L'accès au fleuve ? Succès de courte durée : les deux lui avaient été repris.

Il constatait l'ampleur du désastre : la mort de sa femme bien-aimée, la misère de son peuple, une tension permanente à ses frontières, la méfiance des autres pays… quel gâchis !

Le regret et le remords le hantaient. Et surtout, il était obsédé par une idée : comment un désaccord aussi banal avait-il pu dégénérer en ce sanglant conflit ? À quel instant l'histoire avait-elle dérapé ? Comment aurait-il dû s'y prendre pour éviter cette tragédie ?

Dans ses moments les plus sombres, il se rendait dans le grenier du palais, fermait la porte à clef et y restait des heures. Nul ne savait ce qu'il y faisait.

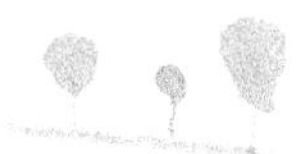

Un jour, son fils Om voulut en avoir le cœur net. Il précéda son père dans la pièce obscure et attendit. Quelques longs instants plus tard, le Roi entra. Caché dans un coin sombre, Om observa la scène. Son père ouvrit un vieux coffre et y prit quelque chose qu'il ne put identifier. Le Roi vint alors s'asseoir sur un trône poussiéreux, tout proche de la cachette d'Om. Il regardait intensément ce qu'il tenait dans ses mains. Il était agité et semblait être confronté à un douloureux dilemme. Puis subitement, il secoua la tête dans un long soupir, se leva et remit l'objet dans le coffre.

Une fois que son père eut quitté la pièce, Om se rendit auprès du coffre. Il l'ouvrit avec précaution, comme s'il allait y découvrir quelque chose d'extraordinaire. Mais il fut bien déçu de n'y trouver qu'un bric-à-brac d'objets hétéroclites : un morceau de tissu sur lequel Om reconnut les armoiries du château, un vieux poignard, une brosse à cheveux, une boîte d'allumettes et une vieille couronne rouillée. Lequel tourmentait ainsi son père ? Il n'aurait pu le dire tant ces objets semblaient ordinaires.

Les mois passèrent. Le Peuple Rouge avait récupéré le fleuve. Mais dans quel état ? L'empoisonnement avait laissé des traces durables : l'eau était impropre à la consommation des hommes et des bêtes. On hésitait même à s'en servir pour irriguer les terres.

Les deux peuples avaient dû entreprendre de longs travaux pour creuser des puits et accéder à l'eau du sous-sol. Mais personne ne savait combien de temps encore les puits donneraient.

Des deux côtés, le manque d'eau se faisait cruellement sentir.

Les champs jadis florissants s'étaient transformés en des terres arides, à faible rendement et difficiles à cultiver.

Le désespoir habitait chacun des deux peuples. Un peu moins pour le Peuple Rouge qui pouvait espérer que, le temps aidant, l'eau du fleuve redeviendrait saine et utilisable.

Les deux Rois étaient bien vieux, éreintés par la longue guerre et épuisés par la méfiance qu'il leur fallait sans arrêt entretenir. Ils finirent par abdiquer en faveur de leur fils aîné.

Le Roi Rouge mourut le jour même où son fils monta sur le trône.

Om accepte une mission

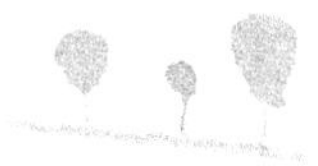

Peu de temps après, alors qu'il sentait sa mort approcher, le Roi Bleu fit venir son fils à son chevet.

— Om, mon fils, je sens que mon heure est proche, lui dit-il. Je me désole de te quitter et je me désole encore plus de te laisser le Royaume dans un tel état. Les puits que nous avons creusés seront bientôt à sec. Et si tu ne trouves pas une solution, ce sera la fin de notre peuple.

— Père, dit le fils en bombant le torse : j'ai beaucoup réfléchi depuis que je suis monté sur le trône. Je vais lever une armée de mercenaires dans un pays voisin. Je leur ferais miroiter tous les bénéfices qu'ils pourront retirer d'un pillage en règle du Pays Rouge lorsque nous serons vainqueurs. Ainsi, par notre puissance supérieure, nous aurons à nouveau accès au fleuve. Sans bourse déliée. Et sans trop risquer la vie de nos hommes. Qu'en penses-tu ?

— Hélas, dit le Roi Bleu. Nous avons déjà tenté d'avoir gain de cause en passant par les armes alors que nous étions les plus forts. Pour quel résultat ? Trois ans de guerre, des centaines de morts de chaque côté de la frontière, nos pays ruinés et le fleuve empoisonné. Mon fils, je t'en conjure, ne repars pas en guerre. Nous avons payé cher pour l'apprendre : le rapport de force n'est pas une solution.

Le fils du Roi baissa la tête. Il dit d'une voix triste :

— Alors, il n'y a plus rien à faire. Nous devons nous résigner : nous exiler vers d'autres contrées ou accepter ici notre misère et notre défaite

Le Roi se redressa brusquement sur son lit : ses yeux brillaient de colère et de fièvre. Tout son corps tremblait.

— Si tu renonces, alors tu n'es pas digne d'être Roi ni d'être mon fils ! Je t'interdis d'abandonner notre peuple ou nos terres, tu entends ? Il faut que tu trouves une autre voie que le rapport de force ou le renoncement. Il le faut !

Il se rallongea péniblement.

— Pardonne-moi. Je m'emporte et je gâche nos derniers instants ensemble.

Il eut un long soupir. Il ferma les yeux. Son fils crut qu'il était mort. Mais le Roi ouvrit les yeux à nouveau et murmura faiblement :

— Nous avons peut-être encore un espoir : il y a plus de 50 ans, j'ai sauvé la vie d'un pauvre vieux qui était tombé dans le fleuve. Il était petit et sec. Mais une force peu commune émanait de sa personne. Ses cheveux blancs contrastaient avec la couleur brune de sa peau. Des rides profondes parcouraient son visage et semblaient dessiner sur sa peau toutes les joies et les peines du monde. Il était vêtu d'un pantalon et d'une blouse de toile comme les paysans du pays. Ses habits étaient usés, mais j'observais que l'un des boutons qui fermaient sa blouse lançait des éclats lumineux, comme un diamant. Plus étrange encore, je constatais que ses habits et ses cheveux étaient à peine mouillés alors que je venais juste de le sortir du fleuve. Ses yeux gris brillaient intensément. Une atmosphère étrange imprégnait cet instant.

Il voulut me remercier en m'offrant un cadeau. Il me dit : « Cher Roi Bleu. Tu m'as sauvé la vie. Accepte cette boîte. Elle contient des allumettes magiques. Chaque fois que tu frotteras une allumette sur le grattoir, et à condition qu'elle s'enflamme du premier coup, j'apparaîtrai pour t'apporter mon aide. »

À peine avais-je saisi la boîte que le vieil homme, sans un mot, replongea dans le fleuve en riant et disparu, happé par les tourbillons. J'aurais juré avoir rêvé malgré la boîte d'allumettes que je tenais dans la main.

Sur le moment, je n'ai guère accordé de crédit aux dires d'un vieil insensé. Pourtant l'étrangeté du personnage et de l'incident m'a poussé, un peu par superstition, à garder la boîte.

Om songea au petit coffre du grenier. « Ainsi, c'était donc ça… », pensa-t-il.

— Mais pourquoi n'avoir pas fait appel à lui ?

— Par orgueil, répondit le Roi. Je ne pouvais accepter l'idée que j'étais incapable de régler le problème de mon royaume par moi-même. En outre, j'avais la réputation d'être un roi raisonnable et un valeureux guerrier. Comment pouvais-je demander le secours d'un vieillard à l'aide d'allumettes magiques ? Cela me semblait relever d'une sorte de délire.

Om comprit le dilemme de son père. Dans quel désespoir devait-il se trouver pour en arriver là ?

Le Roi respirait maintenant avec difficulté. Il fit signe à son fils d'approcher son oreille de sa bouche.

— Aujourd'hui, notre situation est désespérée. Tu dois tout essayer pour sauver notre peuple. Même les solutions les plus folles.

Sa voix devenait de plus en plus faible. Il produisit un dernier effort :

— Qu'avons-nous à perdre ? Nous ne pouvons recommencer un nouveau cycle de violence. Notre seule chance est que le Roi Rouge accepte de partager l'eau du fleuve de son plein gré, lorsqu'elle sera redevenue saine. Le vieil homme du fleuve a peut-être le pouvoir de nous aider… La boîte d'allumettes se trouve dans un petit coffre, au grenier. Trouve-la et tente ta chance.

Ce furent ses derniers mots.

Le Peuple Bleu pleura longuement son Roi.

Puis il célébra avec une joie retenue l'intronisation de son nouveau Roi. Les festivités furent réduites au strict minimum tant le pays était en difficulté.

Le temps du deuil passé, le nouveau Roi prit épouse comme le voulait la tradition.

Om, devenu Roi, avait fort à faire. Une nouvelle épidémie ravageait son peuple. Les puits étaient maintenant épuisés et le manque d'eau ne permettait plus de cultiver les champs. Le royaume était contraint de s'endetter pour acheter les vivres nécessaires. Le trésor royal diminuait rapidement. Bientôt, les caisses seraient vides.

Om pensait régulièrement à la demande de son père. Mais il était si accaparé par les urgences quotidiennes ! Il avait bien trouvé au fond d'un coffre du grenier ce qui semblait être la boîte d'allumettes dont son père lui avait parlé. Mais il l'avait remise à sa place, ne sachant pas trop s'il pouvait prendre au sérieux une histoire aussi abracadabrante. Et tout comme son père, il avait l'intention d'être un Roi raisonnable et efficace.

Un jour, alors qu'une sécheresse sans précédent avait fait tripler le prix du blé, sa femme, la Reine, vint le trouver dans son bureau, malgré les usages qui interdisaient le mélange entre la vie privée et la vie officielle.

« Mon cher Roi Bleu et mari, lui dit-elle, notre peuple souffre. Les caisses de l'État sont presque vides. Nos réserves de vivres ne tiendront pas 3 mois. Si seulement nous pouvions avoir accès au fleuve comme jadis, nous serions sauvés. Il faut que vous parveniez à convaincre le Roi Rouge. Je vous en conjure, ajouta-t-elle, soudainement toute tremblante, faites-en votre unique priorité. Je m'occuperai du reste. »

Om rencontre son Maître

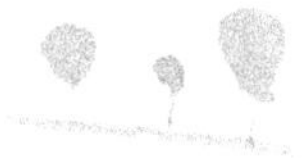

Om fut ébranlé par l'intensité avec laquelle s'était exprimée son épouse. Il réfléchit un moment puis se leva d'un air décidé. « Vous avez raison, déclara-t-il, nous ne pouvons plus attendre ! »

Il prit toutes les dispositions nécessaires pour que la Reine puisse traiter par elle-même les affaires courantes du royaume.

Quand tout fut prêt. Il se rendit discrètement au grenier du palais. Il retrouva facilement le vieux coffre et la boîte d'allumettes. Il s'assit à même le sol, la boîte dans ses deux mains jointes. Il la contempla un long moment, incertain de la conduite à tenir. Il hésita encore un instant, puis se décida à l'ouvrir. Elle contenait 7 allumettes.

Il prit celle qui lui semblait la plus robuste et la frotta contre le grattoir. Une jolie flamme bleue jaillit, produisant une douce lumière au milieu du sombre grenier.

Om attendit.

La flamme consumait lentement l'allumette. Il essaya de la tenir allumée le plus longtemps possible en la tenant la tête en haut. Il finit par se brûler les doigts et lâcha l'allumette sur le sol. D'un geste vif, il étouffa la flamme en posant le pied dessus. « Il ne manquerait plus que je mette le feu au château grommela-t-il. Et tout ça pour une histoire à laquelle je n'aurais jamais dû accorder crédit. Quel imbécile je fais ! »

À cet instant précis, il entendit un raclement de gorge derrière lui :

— Hum, hum !

Il sursauta et se retourna rapidement, tout en tirant son épée de son fourreau :

— Qui va là, montrez-vous ou vous allez goûter au tranchant de mon épée ! cria-t-il d'un ton péremptoire.

— Tout doux, Messire, dit une voix qui venait du coin le plus obscur du grenier. En voilà des manières ! Vous m'appelez au secours et déjà vous voulez m'occire !

Om plissa les yeux pour mieux voir dans l'obscurité. Il s'approcha de l'endroit d'où venait la voix, l'épée en avant. Il avança de quelques pas. Il distinguait maintenant une forme.

Encore quelques pas et il aperçut, tranquillement assis sur un vieux trône qui avait appartenu à son arrière-grand-père, un petit homme aux cheveux blancs. Il était vêtu comme un paysan. Un des boutons de son habit jetait des éclats vifs et lumineux. Om sut qu'il était en présence du vieil homme dont lui avait parlé son père.

— Que voulez-vous ? demanda-t-il troublé.

— Il me semble que c'est plutôt à moi de te poser la question, non ? répondit le vieux sage. Il me semble que c'est toi qui as demandé à me voir.

— C'est vrai, admit Om. Mais je suis tellement surpris… Je n'ai pas l'habitude… Vous comprenez… mon père… les allumettes… bredouilla-t-il.

Le vieil homme rit doucement.

— Je m'appelle Om, dit Om, en reprenant ses esprits. Et je suis le Roi du Pays Bleu.

— Je sais, je sais, murmura le vieil homme en souriant.

— Ah, bon ? Vous savez ? s'étonna Om. Mais vous, qui êtes-vous ?

— Je suis un vieil homme. Mais dis-moi plutôt pourquoi tu m'as fait venir.

Alors Om raconta les Pays Rouge et Bleu, le fleuve, le tremblement de terre, les demandes de son père, les refus successifs du Roi Rouge, les menaces, les invectives, la guerre et la victoire. Il dit l'empoisonnement du fleuve, la deuxième guerre, la défaite, l'absence d'eau, les famines, les épidémies, la ruine annoncée… Et pour finir, il expliqua pourquoi il devait absolument obtenir l'accord du Roi Rouge pour accéder au fleuve.

Le vieil homme écoutait avec une attention intense, comme si chaque mot prononcé par Om était d'une grande importance. De temps en temps, il hochait la tête en signe de compréhension. À d'autres moments, il bougeait la tête de droite à gauche pour marquer sa désapprobation ou sa désolation. Lorsqu'Om eut fini de parler, le vieil homme resta un instant silencieux. Puis il dit :

— Om, l'art d'obtenir l'accord de nos semblables est un art bien difficile. Si cela était une chose facile, il y a bien longtemps que les conflits auraient disparu de la surface de cette planète, tu t'en doutes.

Je veux bien t'initier, mais je dois t'avertir que la partie ne sera pas facile. La résolution des désaccords est un véritable art martial. Art martial de paix certes, mais qui demande de l'intelligence, de la maîtrise de soi, de la persévérance, du courage, de l'adresse, bref des vertus guerrières. J'espère que tu n'en manques pas. Sinon ce n'est même pas la peine de commencer.

— Je suis Roi, rappela Om avec une pointe d'orgueil et je pratique, depuis mon plus jeune âge, toutes sortes d'arts martiaux !

— Bien, très bien, dit le vieux sage qui se leva soudainement et continua avec gravité : tu recevras ton initiation au cours d'un voyage. Tu effectueras ce voyage seul. Ce sera dangereux et difficile. Ton itinéraire débutera par une étape préalable au cours de laquelle je vérifierai si tu es apte à recevoir cette initiation. Tu y recevras ton premier enseignement et ton premier savoir-faire. Cet enseignement constitue un prérequis indispensable. Si tu t'en montres digne, ton voyage initiatique pourra alors commencer. Il se déroulera en six étapes successives. Chaque étape comportera un défi à relever, un enseignement à intégrer et un savoir-faire à maîtriser. L'enseignement préliminaire et les six enseignements suivants seront pour toi comme autant de graines de lumière semées dans ton cœur, qui éclaireront ton chemin et guideront ta pratique.

Lorsque ton initiation sera accomplie,, tu pourras rentrer chez toi et demander à voir le Roi Rouge. Tu obtiendras sans nul doute son accord pour l'accès au fleuve.

— Ce serait merveilleux, dit Om.

— Si tu veux vraiment être initié à cet art, prends immédiatement tes dispositions, fais tes adieux à ton épouse et rends-toi cette nuit même, à minuit précis, au sommet de la grande colline au sud de ton palais, dit le vieil homme.

Tu apporteras les archives qui retranscrivent les échanges de lettres entre ton père et le Roi Rouge. Ne les oublie pas : j'en aurai besoin pour te faire comprendre quelque chose d'important. Quelque chose que ton père n'a jamais compris malgré les nuits blanches et les heures de réflexion acharnée. Tu viendras seul et sans armes. Sois ponctuel, je ne t'attendrai pas.

Il se leva, tourna le dos à Om, s'éloigna vers le coin le plus obscur du grenier et disparut.

Om se demanda s'il ne rêvait pas. Il secoua la tête, regarda autour de lui. Pas de trace de ce qu'il venait de vivre si ce n'est une boîte dans sa main, et les restes d'une allumette brûlée sur le sol. Avait-il vraiment le choix ? L'heure n'était plus aux hésitations. Sa décision était prise.

Premier Monde

Un début d'initiation animé

Une mise en situation cuisante

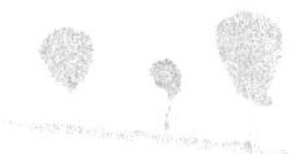

Dès la nuit venue, Om se mit en route. Il avait calculé qu'il lui faudrait trois heures pour arriver au sommet de la colline.

Il avait trouvé dans les archives du Royaume, les copies des lettres échangées entre le Roi Rouge et son père. Pourquoi le vieux sage les avait-il demandées ?

Tout en marchant, il se posait une foule d'autres questions : et s'il s'agissait d'un traquenard ? D'une ruse du Peuple Rouge ? Il se trouvait bien vulnérable sans armes ! Et si le vieil homme s'était moqué de lui ?

Animé de ces pensées confuses, il arriva au pied de la colline. C'était une colline haute, aux pentes escarpées, pleines d'arbustes secs, de buissons piquants et de ronces crochues. Il connaissait un petit sentier qui menait au sommet. Il l'emprunta, le cœur vaillant.

Ses jambes furent rapidement zébrées d'écorchures, ses pieds, blessés par les cailloux pointus. Mais il pensait à son peuple, à son épouse, à son père et enfin au vieux sage qui avait eu l'air de douter de ses vertus de guerrier. Et cela lui donnait de la force et du courage.

À peine après minuit, Om parvint, essoufflé et transpirant, au sommet de la colline.

Le sage l'attendait, assis sur une grosse pierre, un bâton à la main.

— Tu n'es pas en avance, lui dit-il d'un ton de reproche comme seule parole de bienvenue. Après un silence, il renchérit : Je ne suis pas très sûr que tu sois de taille à supporter cette initiation. Je crois qu'il vaut mieux remettre ton voyage à plus tard.

— À plus tard ? Ce n'est pas possible ! s'indigna Om ahuri.

— Bien sûr que si, dit le sage.

— Mais je suis venu comme vous me l'aviez demandé : seul et sans armes. Et j'ai apporté les archives.

— Il ne s'agit pas de ça, répondit le sage avec agacement.

— Mais si, répondit Om, il s'agit de ça ! Vous m'avez donné rendez-vous, vous avez posé des conditions que j'ai scrupuleusement suivies et je suis venu. Ce ne sont pas les deux ou trois minutes de retard qui vont tout changer !

— Le retard est une chose, répondit le sage, l'état de fatigue dans lequel tu te trouves après une petite ascension de rien du tout en est une autre.

— Mais je ne suis pas fatigué du tout, l'interrompit Om. Juste essoufflé.

— Cette méthode n'est pas faite pour ceux qui manquent de coffre, dit le sage avec une pointe d'ironie.

— Vous allez m'initier, dit Om en changeant brusquement de ton. Sinon, vous allez le regretter. Je ne suis pas armé mais je pourrai vous briser les os avec mes seules mains.

— Si tu essayes de te battre avec moi, l'avertit le sage, tu risques d'avoir de cuisantes surprises !

— C'est vous qui allez être surpris, vieux schnock ! s'étrangla Om.

44

— Petit freluquet ! répondit tranquillement le sage.

— Sorcier de pacotille ! répliqua Om.

— Épouvantail à moineaux ! continua le sage.

C'en était trop. Fou de rage, Om se précipita sur le vieil homme, le poing levé. À peine eu-t-il fait trois pas, que le vieil homme avait disparu ! Il s'était volatilisé !

L'enchaînement diabolique
ou comment les désaccords
dégénèrent en conflits...

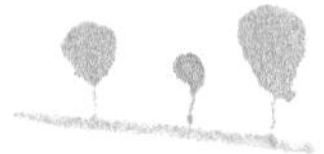

— Parfait, parfait ! dit une voix derrière lui.

Om se retourna, le sage était assis sur un autre rocher, un peu plus haut que le précédent.

— Parfait, parfait, dit-il à nouveau avec un grand sourire. À présent, nous avons tout ce qu'il nous faut. Nous pouvons commencer ton initiation.

Om était abasourdi. Il ne comprenait plus rien. Finalement, il acceptait de l'initier ? Ou bien était-ce un nouveau piège ?

— Assieds-toi donc, dit le sage en montrant un gros rocher, voisin du sien. Et pardonne-moi de t'avoir mis dans un tel état. J'avais absolument besoin que tu vives dans ta chair l'enchaînement quasi diabolique qui mène du désaccord au conflit. Vois-tu, Om, j'ai toujours eu l'intention de t'initier. Mon refus n'était qu'une astuce pédagogique. Je ne pensais pas un mot de ce que j'ai dit.

— Drôle d'astuce et drôle de pédagogie ! dit Om vexé.

Le sage rit doucement.

"""

— Tu te souviens, Om. Tu m'as dit hier qu'après la défaite face au Peuple Rouge, ton père errait de pièce en pièce dans le château, obsédé par une question : que s'était-il passé pour que le désaccord concernant l'accès au fleuve se transforme en un conflit sanglant ?

— Oui, cette question le hantait jour et nuit.

— Parfait. Avant que tu ne commences ton voyage, nous allons répondre à cette question importante. Il est essentiel que tu comprennes ce que je vais te dire. Autrement tu tomberas chaque fois dans les mêmes pièges que ton père.

— Que dois-je comprendre ? demanda Om impatient.

— J'y viens, j'y viens, dit le sage, mais avant que je réponde à ta question, je vais te demander quelque chose : Om, ne crois rien de ce que je vais te dire. Ne réfléchis qu'à partir d'éléments factuels que tu auras toi-même constatés. D'accord ?

— D'accord.

— Alors voilà. Observons ce qui vient de se passer entre nous. Lorsque tu es arrivé ici, tu voulais que je t'initie et j'ai commencé par refuser.

— Oui !

— Et tu ne t'es pas laissé faire !

— Je ne lâche pas facilement ce que je veux, reconnut Om.

— Hé ! Hé ! dit le sage en souriant, j'en ai fait l'expérience ! Mais reprenons : nous avons ensuite adopté, toi et moi, une suite de comportements qui nous ont finalement presque conduits à en venir aux mains.

— Oui, dit Om un peu honteux en repensant au moment où il s'était jeté sur le vieil homme.

Le sage pointa l'index vers le ciel, comme pour dire quelque chose de solennel, et énonça en détachant bien les mots :

— Om, la grande majorité des désaccords qui dégénèrent en conflit suivent un chemin précis. Tu dois connaître ce chemin !

— Ah ? dit Om un peu soulagé, cela n'arrive pas qu'à moi ?

— Non, Om, la plupart des désaccords dégénèrent en conflit de la même façon. Et cela ne dépend ni de la position sociale ni de l'âge ni de l'éducation ou de l'intelligence des uns ou des autres. Tu viens de faire l'expérience des trois marches invisibles qui mènent d'un désaccord banal à un conflit violent. Avant toute chose, tu dois être capable de les identifier et de les éviter.

— Quelles sont ces marches ? demanda Om aussitôt.

— J'y viens, j'y viens, dit encore le sage. J'aime ton impatience : elle est le signe de ton ardeur à apprendre. Mais continuons : comment as-tu réagi quand je t'ai annoncé mon refus de t'initier ?

— Cela m'a contrarié. Tout de suite.

— Et qu'as-tu fait ?

— J'ai essayé de vous convaincre ! J'avais raison et je vous ai expliqué pourquoi.

— Oui ! Cela s'appelle des arguments… et tes arguments ont-ils eu l'effet escompté ? T'ai-je dit : « Tu as raison et j'ai tort, je vais faire ce que tu veux ? »

— Non ! Vous n'avez rien voulu entendre. À chaque argument, vous m'avez donné un contre-argument.

— C'est ça, dit le sage en riant doucement. Les arguments ne fonctionnent jamais. Leur seul effet est de faire naître des contre-arguments. Si tu veux que l'on argumente contre toi, argumente en premier, tu verras, cela marche à tous les coups !

Souviens-toi de ce premier enseignement, Om, qui n'est pas très agréable à entendre : les arguments ne servent pas à obtenir un accord. Au contraire, ils aggravent les choses.

— C'est vrai, dit Om pensif. Chaque fois que j'avançais un argument, vous m'opposiez immédiatement un contre-argument. Plus j'argumentais, plus vous argumentiez… Et plus je m'énervais !

— Voilà, conclut le sage. Et ceci est vrai, non seulement pour toi ou pour ton père, mais pour presque tous les êtres humains en situation de désaccord.

— Absolument toutes les situations ? demanda Om incrédule.

— Il peut y avoir des exceptions, dit le sage. Imagine : un paysan demande au roi une audience privée. Celui-ci refuse, car seuls les membres de la famille royale sont éligibles à une telle faveur. L'homme dit alors qu'il a des informations secrètes et urgentes qui concernent la sécurité du Royaume.

— Ben oui, dit Om, là, c'est quand même un argument qui change tout.

— Voilà. Les rares arguments efficaces sont ceux porteurs d'une information qui bouleverse la vision de la situation, dans le sens de l'intérêt de l'autre.

— Mais enfin, si je n'argumente pas, comment vais-je pouvoir convaincre quiconque ?

— Tu verras cela lors de la troisième étape de ton voyage, répondit le sage.

Machinalement, il se mit à lisser sa barbichette blanche. Il semblait perdu dans ses pensées…

— Mais revenons à notre situation, dit-il soudain. Nous avons argumenté et contre-argumenté plusieurs fois. Et après, que s'est-il passé ?

— Je vous ai dit que si vous ne vouliez pas m'initier, j'allais vous casser les os, se souvint Om un peu confus.

— Oui ! Cela s'appelle une menace. Est-ce que ta menace a eu l'effet escompté ? T'ai-je dit : « Mon Dieu, j'ai trop peur, on va faire comme tu veux ? »

— Non, reconnut Om. Vous m'avez immédiatement menacé en retour. Et ça, ça m'a vraiment mis en colère.

— Oui ! dit le sage ravi. Les menaces ne fonctionnent jamais. Sauf pour susciter des menaces en retour. Si tu veux que l'on te menace, menace en premier, c'est irrésistible !

— Mais quand même, parfois les menaces sont efficaces !

— C'est vrai. Les menaces peuvent être efficaces, mais à deux conditions : que le rapport de force soit disproportionné et que l'enjeu soit faible. Si l'une de ces deux conditions n'est pas remplie, elles ne fonctionnent pas. Regarde ce qui s'est passé pour ton père. Son armée était plus puissante pourtant ses menaces n'ont servi à rien. Elles ont même aggravé la situation. L'enjeu pour le Pays Rouge était trop important : l'intégrité de son territoire. L'histoire des guerres est pleine de menaces dramatiquement inefficaces. Comme tu l'as justement remarqué, les menaces suscitent la peur et la peur crée l'agressivité.

Vois-tu, Om, la menace est un moment crucial. C'est souvent à ce stade que les choses basculent. Or, il est très difficile de se retenir de menacer lorsqu'on a une bonne menace à disposition.

— Mais alors, dit Om dépité, si je ne puis ni argumenter ni menacer comment vais-je forcer l'autre à me donner son accord ?

— Nous verrons cela bientôt. Mais dis-moi : une fois que je t'ai menacé moi aussi, que s'est-il passé ?

— Je vous ai traité de vieux schnock et de sorcier de pacotille.

— Oui ! dit le sage enchanté. Cela s'appelle des attaques personnelles…

Ont-elles eu l'effet escompté ? T'ai-je dit : « Tu as raison, je suis trop vieux et trop bête, je vais me plier à ce que tu demandes ? »

— Non, bien sûr ! répondit Om. Vous m'avez tout de suite insulté en retour… Et cela m'a mis hors de moi.

— Oui ! Les critiques et les insultes ne marchent pas pour obtenir ce que l'on veut. Elles n'ont comme effet que de susciter des critiques ou des insultes en retour. Si tu veux qu'on t'insulte, insulte en premier, ça marche à chaque fois. Et après, que s'est-il passé ?

— Je me suis jeté sur vous !

— Oui ! dit le sage hilare. Cela s'appelle un passage à l'acte… Est-ce que cela a arrangé ta situation ?

— Arrêtez de vous moquer de moi, répliqua Om bougon… Où voulez-vous en venir ?

— Tu dois le découvrir par toi-même, mon cher Om… mais je veux bien t'aider un peu. Nous allons nous livrer à une petite séance de coloriage ! Et il lui tendit un crayon.

— Ce n'est plus de mon âge, dit Om grognon.

— Si tous les rois de tous les âges faisaient ce petit exercice, il y aurait moins de guerres dans le monde, répliqua le sage.

— Bon, concéda Om, que dois-je faire ?

— Relis les lettres entre les deux rois. Fonce chaque argument avec un crayon, fonce un peu plus chaque menace, fonce encore plus les attaques personnelles et dis-moi ce que tu constates.

Om se mit au travail…

" Très Cher Roi Rouge, bien cher Voisin.

J'espère que vous allez bien.

Nous nous réjouissons d'entretenir avec vous depuis longtemps des rapports paisibles et constructifs. Le respect et la coopération sont depuis des siècles les fondements de notre bonne entente et je forme le vœu que cela continue longtemps.

A ce sujet, je voudrais vous adresser une demande. Comme vous l'avez sûrement remarqué, le cours du fleuve a été modifié cette nuit par un tremblement de terre dans la montagne voisine. Le Bensi-Parcekeu coule désormais plus à l'ouest et nous n'avons plus accès à l'eau indispensable pour nos cultures.

Nous pourrions bien sûr nous approvisionner ailleurs mais nous chérissons l'eau de notre fleuve pour son abondance, sa qualité et ses vertus.

Je vous serais donc très reconnaissant de bien vouloir accorder à mon peuple l'autorisation de venir puiser de l'eau sur les nouvelles rives du fleuve.

En vous remerciant par avance de votre compréhension, je vous prie d'agréer, cher Roi Rouge, l'assurance de ma considération distinguée

---

Bien Cher Roi Bleu, très cher Voisin

J'espère que vous allez aussi bien que possible dans ces circonstances difficiles.

Je suis bien d'accord avec vous : nos rapports de voisinage sont empreints de paix et d'harmonie.

Soyez donc assuré que je mettrai tout en œuvre pour que nos relations continuent leur cours positif.

Pour ce qui est du passage de vos gens sur mes terres, je regrette de vous annoncer que cela ne sera pas possible.

Vous avez peut-être constaté que la largeur du fleuve a été divisée de moitié. Nous craignons de ne plus avoir suffisamment d'eau pour arroser nos terres, particulièrement pendant la saison sèche.

Je me réjouis de savoir que vous avez d'autres possibilités pour vous approvisionner en eau. Et si je peux vous aider d'une autre manière, j'en serais heureux.

En vous assurant de notre soutien moral, je vous prie d'agréer, cher Roi Bleu, l'expression de ma haute considération.

Cher Roi Rouge, cher voisin

Je crois que je me suis mal expliqué et je vous prie de bien vouloir m'en excuser.

En fait, nous n'avons pas d'autre solution. Le point d'eau le plus proche se trouve de l'autre côté du désert à près de 10 jours de marche et j'ai besoin d'eau tous les jours pour faire cultiver mes terres, abreuver mes bêtes et désaltérer mon peuple.

Vous dites que le débit du fleuve a été diminué de moitié parce que sa largeur a diminué. Mais si vous observez attentivement le cours du fleuve, vous constaterez que la vitesse d'écoulement de l'eau a aussi augmenté, et que le débit est resté sensiblement le même. Vous ne risquez donc pas de manquer d'eau.

Je vous renouvelle donc ma demande et vous serais très reconnaissant de bien vouloir accorder à mon peuple l'autorisation de venir puiser de l'eau sur les nouvelles rives du fleuve.

Cher Roi Bleu, cher voisin

Je crois que je me suis moi aussi mal exprimé et je vous prie de bien vouloir m'en excuser.

Le débit du fleuve n'est pas la seule raison de mon refus.

Les terres entre l'ancien et le nouveau lit du fleuve sont nos meilleures champs et nous les cultivons avec un soin particulier depuis de nombreuses années. Les allées et venues quotidiennes de vos gens ne pourront qu'endommager ces cultures et rompre le délicat équilibre écologique que nous avons mis tant de mal à instaurer.

Par ailleurs, je crains qu'une fois acquis le droit de passage, une certaine confusion s'installe dans les esprits au sujet des frontières qui délimitent nos pays. Ce qui constituerait, vous en conviendrez, un risque pour l'intégrité de mon royaume. Même si je ne doute pas de la bienveillance de vos intentions, on se sait jamais trop comment pourraient évoluer les choses dans le futur.

Roi Rouge

Je m'étonne de votre réponse.

Nous considérons que l'eau que nous partageons depuis des générations est notre propriété de plein droit et légitime autant que la vôtre.

Vous n'avez pas le droit de nous refuser l'accès à notre eau.

Si vous persistez dans votre refus, je me verrai dans l'obligation d'en référer à la Cour Suprême du Conseil de la Fédération. Celle-ci vous contraindra à nous laisser le passage vers le fleuve. Et vous aurez à payer une amende pour entrave au droit de passage que vous nous avez refusé.

J'exige donc que vous nous donniez votre autorisation écrite immédiatement !

Roi Bleu,

Je m'étonne de votre étonnement.

L'eau ne nous appartient pas. Et à vous non plus. Elle appartient à la Nature. Qui l'offre à qui elle veut bien l'offrir. Le cours du fleuve s'est modifié de lui-même. C'est regrettable pour vous, mais nous n'y sommes pour rien.

J'ai pris conseil auprès de spécialistes juridiques de la Fédération et ils m'ont assuré de la légitimité de ma position. Si vous allez devant la Cour Suprême, vous vous ridiculiserez aux yeux de tous en réclamant une eau qui n'appartient à personne. Votre requête n'a aucune chance d'aboutir. Pire : elle vous coutera cher en frais de Cour et vous risquez de devoir payer les dommages et intérêts que je ne manquerai pas de demander.

Voisin

Le fleuve a toujours constitué la frontière entre nos deux pays et je vous ferai remarquer que je pourrai revendiquer légitimement les terres qui se trouvent entre l'ancien et le nouveau lit, ce que je ne fais pas. Du moins pas encore.

Voisin

Je voudrais attirer votre attention sur le risque grave que vous prendriez dans le cas où vous revendiqueriez une partie de mes terres. Je considérerais cela comme une déclaration de guerre et en tirerais les conclusions immédiates.

Cher pseudo-roi

Votre attitude est totalement irresponsable. Si nous entrons dans un conflit armé, c'est vous qui en serez la cause. Je n'aurais jamais imaginé un tel manque d'humanité de votre part.

Votre sécheresse de cœur n'a d'égale que votre paranoïa. Qui aurait envie d'envahir un royaume comme le vôtre ? Vous parlez de risque de confusion dans les esprits, il semble plutôt que c'est votre esprit qui soit en pleine confusion. Par ailleurs, tout le monde sait bien que les terres dont vous parlez sont pauvres et que vos paysans sont paresseux et incapables.

En ce qui concerne le débit du fleuve, un enfant de 4 ans comprendrait que si la largeur est divisée par deux et que la vitesse d'écoulement est multipliée par deux, le débit reste le même. Ou alors vous faites semblant de ne pas comprendre car vous souhaitez la ruine de mon royaume pour pouvoir l'annexer le moment venu. Cela fait des siècles que vous et vos ancêtres enviez nos terres. Je vous préviens : nous ne nous laisserons pas faire. Notre armée est plus puissante que la vôtre et votre défaite est certaine.

— Alors ? Qu'observes-tu ? demanda le sage.

— C'est incroyable ! dit Om. Plus ils communiquent, plus les choses s'aggravent. Au début, ils sont tous les deux très courtois : je n'ai presque rien eu à souligner. Plus ça va, plus j'ai de choses à souligner. À la fin, ce ne sont plus que menaces et attaques personnelles !

— Tu vois Om, c'est comme cela à chaque fois ou presque. Lorsqu'on n'est pas d'accord, on argumente, puis on menace, puis on insulte. Ces trois stades se retrouvent dans la majorité des conflits.

Au début, on a des échanges plutôt calmes et rationnels. Peu à peu, l'émotion prend le dessus. Et à la fin, elle règne en maître. Au début, nous sommes dans un simple désaccord, à la fin nous sommes dans un conflit. La menace est un moment clef. C'est souvent là que les choses basculent.

— Tous les désaccords qui dégénèrent passent par ces trois stades ? demanda Om

— Non, répondit le sage, certains vont directement aux menaces ou aux attaques personnelles. Vois-tu, Om, tous ces stades reposent sur une même croyance, erronée et profondément enracinée selon laquelle le rapport de force est une stratégie qui marche.

— Je comprends, dit Om.

— Om, il faut que tu graves dans ta mémoire ces trois étapes pour pouvoir les reconnaître chez ton interlocuteur ou chez toi dès leur apparition.

— Et lorsque je les ai identifiées, que dois-je faire ?

— Tu résistes à la tentation de contre-argumenter, contre-menacer, contre-attaquer.

— C'est tout ? demanda Om sceptique.

— C'est énorme ! répondit le sage. Et très difficile. Tu le verras par toi-même : si tu as un bon argument à faire valoir, une bonne menace à disposition ou une critique cinglante à infliger, il te sera extrêmement difficile de résister à la tentation de les mettre en œuvre. Si tu parviens à résister à la tentation, tu figes le mécanisme infernal. Ce qui est la première chose à faire.

Il sortit de sa besace des petits fruits secs qu'il partagea avec Om. Celui-ci mangea avec plaisir. Tout en mâchant, il songeait à tout ce que venait de lui dire le sage.

Brusquement, le vieil homme se leva et déclara :

— Nous en avons assez fait pour aujourd'hui. Nous allons maintenant nous reposer. Allonge-toi sous un arbre et essaye de dormir. Si tu n'y parviens pas, reviens sur ce que nous avons dit et clarifie ce que tu as compris. La nuit et le sommeil t'aideront à digérer tout ça.

Il s'allongea à même le rocher et s'endormit immédiatement.

Om trouva un endroit, à peu près plat et sans trop de cailloux, sous un jeune cèdre. Il s'endormit rapidement. Sa nuit fut agitée. À plusieurs reprises, il rêva de son père, sur son lit de mort, répétant : « Le rapport de force n'est pas une solution, Om. Quel gâchis, quel gâchis ! Il faut que tu trouves autre chose, Om, il le faut ! »

Om découvre comment les conflits ne font que des perdants

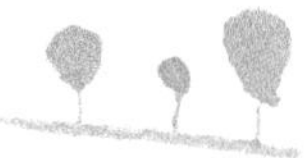

Lorsqu'Om se réveilla, le vieux sage était déjà debout et pratiquait une sorte de gymnastique très lente devant le soleil levant. Quand il aperçut Om, il s'arrêta et lui lança malicieusement :

— Alors on fait la grasse matinée ?

— Le soleil vient à peine de se lever ! protesta Om.

— Celui qui dort n'attrape pas de poissons… répondit le sage.

— Où voulez-vous que j'attrape des poissons en pleine montagne ? bougonna Om, vexé.

— Ne perdons pas de temps, coupa le sage. J'ai encore un secret à t'enseigner avant que tu ne commences ton voyage.

Il s'installa à l'ombre d'un petit arbre et invita Om à le rejoindre.

— Tu as pris conscience hier du processus implacable qui mène du désaccord au conflit, commença le vieil homme.

— Oui, dit Om.

— Quel en est le résultat ? Ne réfléchis pas. Constate seulement. Quelle a été l'issue du conflit pour les Pays Rouge et Bleu ?

— Nous avons gagné ! dit Om fièrement. Nous avons repoussé l'armée rouge de l'autre côté du fleuve ! Et nous avons annexé le territoire pour lequel il nous refusait l'autorisation de passage.

— Combien de temps a duré la guerre ? demanda le sage.

— 3 ans, répondit Om.

— Combien avez-vous tué d'ennemis ?

— Près de la moitié de leur armée.

— Quels dégâts avez-vous infligés au Pays Rouge ?

— Nous avons ravagé les cultures entre la frontière et le fleuve. Nous avons ruiné leur économie. Ils ont connu les épidémies et la famine.

— Ah, dit le sage. Et de votre côté, combien de morts ?

— Le tiers de nos hommes, répondit Om rageusement.

— Quels dégâts ?

— Nos champs dévastés, notre économie presque anéantie…

— Et tu dis que vous avez gagné ? Je vois surtout des pertes considérables non ?

— Peut-être, mais moins qu'eux.

— Donc on pourrait dire que vous avez gagné la guerre et perdu à la guerre… mais moins que les autres… Drôle de victoire, non ?

— C'est vrai, dit Om tristement. Le résultat est un désastre pour les deux Royaumes. C'est ce qui affligeait le plus mon père. Il ne cessait de répéter à la fin de sa vie : « Quel gâchis, quel gâchis ! »

— Ton père avait compris quelque chose d'important, dit le sage. Continue à observer autour de toi et si tu parviens à la même conclusion que moi, grave ceci dans ton cœur, Om : *les conflits ne font que des perdants.*

— Mais enfin, dit Om après un temps, les livres d'histoires disent le contraire. Dans toutes les guerres, il y a un perdant et un vainqueur.

— En apparence seulement, répondit doucement le sage. Constate encore ceci : ton père a gagné la guerre. Mais que s'est-il passé ensuite ?

— Le Pays Rouge s'est vengé en empoisonnant le fleuve, répondit Om avec fatalité.

— Exactement, dit le sage. La capacité de l'être humain à nuire à ses semblables est sans limites. Et le rapport des forces en présence ne change rien à l'affaire.

— Je comprends, dit Om. Cela me fait encore penser à ce que répétait mon père après l'empoisonnement : « Vainqueur épuisé, vaincu revanchard ».

— Ton père avait compris une deuxième chose importante : les victoires obtenues par la force ne durent pas. Tôt ou tard, le vaincu aura sa revanche. L'histoire de l'humanité est remplie de ces victoires qui virent, à plus ou moins long terme, en de cuisants désastres. Ce qui est obtenu par la force contient en soi la graine d'une future défaite. Ce n'est qu'une question de temps.

Il sortit de sa poche, un galet gris et plat, sur lequel était gravé quelque chose.

—Tiens, lui dit-il. Cela t'aidera à te souvenir de cet enchaînement infernal. Et peut-être à l'éviter.

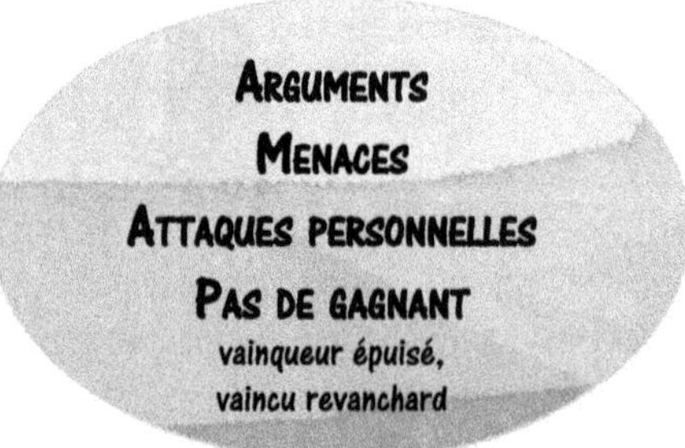

— Merci ! dit Om avec gratitude.

Le sage ne répondit pas. Il avait fermé les yeux et semblait s'être endormi, assis à même le sol. Om contempla un moment le sage, puis le galet gravé.

Puis il se leva. Il fit quelques pas et regarda vers l'est. Il avait une vue magnifique sur toute la région. Il contempla son pays qui s'étendait au bas de la montagne. Sous la lumière rasante du soleil levant, sa terre laissait miroiter mille scintillements bleutés. Son cœur se gonfla d'amour et de nostalgie.

Un peu plus loin se trouvait le Pays Rouge. Il flamboyait comme une immense fleur pourpre.

La terre bleue semblait rehausser l'intensité du Pays Rouge. La terre rouge soulignait la douceur du Pays Bleu. « Ces deux terres vont si bien ensemble, se dit-il. Pourquoi nous déchirons-nous ? »

Om comprend pourquoi l'être humain s'y prend si mal

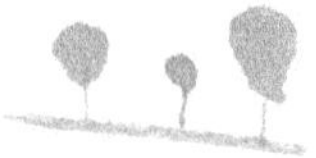

Il revint vers le sage…

— Quand même, dit Om, parfois on n'a pas le choix. Parfois, on ne peut pas faire autrement !

Le vieil homme ouvrit les yeux lentement. Son regard était comme un abîme sans fond. Om eut la curieuse impression que personne n'habitait derrière ces yeux-là…

— C'est plutôt qu'on ne *sait* pas faire autrement, finit par dire doucement le sage. Nous croyons qu'il n'existe que deux options possibles : la fuite ou le combat, le renoncement ou le rapport de force. Nous ne savons pas qu'une troisième voie est possible. Alors, soit nous renonçons à obtenir ce que nous voulons, soit nous voulons forcer l'autre à céder. Dans le premier cas nous perdons ce à quoi nous aurions pu prétendre, dans le deuxième cas, le conflit déclenché nous fait perdre encore davantage. Avec un ennemi en prime. Alors qu'avec un peu de savoir-faire nous pourrions obtenir ce que nous voulons tout en nous faisant des alliés.

— Mais pourquoi les êtres humains se comportent-ils de façon aussi contraire à leurs propres intérêts ? demanda Om.

Comment se fait-il qu'ils soient si maladroits à gérer les désaccords ?

— En grande partie parce qu'ils se laissent dominer par leurs émotions, répondit le sage. La peur et la colère leur font perdre leur capacité de réflexion. Ils sont alors capables de faire des choses tout à fait absurdes, contre leur propre intérêt. C'est pourquoi la maîtrise de ces deux émotions est la première chose que tu devras apprendre, même si c'est ce qu'il y a de plus difficile : rester calme et d'humeur égale face aux arguments, aux menaces et aux attaques personnelles. Pour t'aider, souviens-toi bien de ceci, Om : celui qui sait garder son calme dans les situations de désaccords ou de conflits possède la compétence la plus appréciable. C'est lui qui a le pouvoir et c'est la seule façon d'empêcher le mécanisme de s'enclencher. Ce sera ton défi du premier monde.

— C'est facile dit Om ! Je suis capable de contenir ma colère et rien ne me fait peur !

— Nous allons voir cela… dit le sage.

Il plongea sa main droite dans une petite besace grise qu'il portait sur le côté, saisit quelque chose qu'il lança sur Om. C'était une sorte de poudre lumineuse. Om entendit comme un bruit de cristal qui se brise. Tout disparut autour de lui.

Deuxième monde

Om apprend l'art d'apprivoiser ses émotions

Om découvre que ses émotions n'en font qu'à leur tête

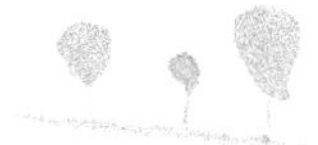

Om se retrouva sur une colline d'oliviers, à l'ombre d'un grand arbre. Plus bas, il aperçut un village. Les murs des maisons étaient peints à la chaux et leur couleur ocre offrait des dégradés de nuances variées et chaleureuses. Une foule bigarrée s'agitait dans les ruelles. Le village se situait au bord d'un lac, lisse comme un miroir, dans lequel se reflétaient des petits nuages qui glissaient paresseusement dans le ciel d'été.

La terre de la colline avait de jolis reflets verts, sans doute à cause de l'argile verte qui en imprégnait le sol.

« Je me demande si les pieds des habitants sont de la même couleur que leur terre, comme chez moi. Si c'est le cas, c'est que je suis au Pays Vert, se réjouit-il, ravi de pouvoir localiser approximativement où il était. À peine à trois jours de marche de chez moi ! Il faudra que je pense à vérifier… »

Sur sa gauche, il aperçut une file de charrettes traînées par des ânes ou des mulets. Elles étaient chargées d'énormes outres. Et les hommes qui les conduisaient attendaient de pouvoir les remplir avec l'eau du lac.

L'accès semblait réglementé. Chaque convoi devait s'arrêter devant un bâtiment gardé par des soldats. Les convoyeurs y pénétraient un par un et en ressortaient avec un papier qu'ils remettaient aux gardes. Ils menaient alors leur charrette jusqu'à l'eau pour y remplir leurs outres.

Immédiatement, Om pensa à son peuple. « Quelle chance ! Voici la solution à mon problème ! » se dit-il ravi. Il prit sa place dans la file d'attente.

Une fois son tour arrivé, il s'adressa au préposé du bureau : « Bonjour ! je viens du Pays Bleu et je voudrais faire livrer là-bas une grande quantité d'eau. »

L'autre le regarda avec méfiance.

— Pays Bleu ? Je ne connais pas… répondit-il en replongeant son nez dans ses papiers.

— Peu importe, dit Om, moi je sais où il se trouve. C'est chez moi !

— Tant mieux pour vous, répondit le préposé, mais cela ne sera pas possible. Nous ne livrons pas. Il faut transporter l'eau vous-même.

— Je trouverai un moyen, dit Om.

— Peut-être, dit le préposé. Mais cela ne sera pas possible malgré tout. Il faut réserver. Tous ceux qui sont là ont pris leur tour. Il faut s'inscrire sur la liste. Le délai est de deux mois pour être servi. Dans le meilleur des cas.

— Deux mois ! Om était atterré.

— Oui deux mois, répéta le préposé d'un petit air satisfait.

— Écoutez, dit Om, mon pays est confronté à un problème de sécheresse dramatique. Il me faut absolument approvisionner mon pays.

— Ben oui, mon vieux, répondit l'homme, comme tous ceux qui viennent là.

— Oui, dit Om. Mais pour mon peuple, c'est une question de vie ou de mort ! Nous n'avons plus de quoi irriguer nos terres ni abreuver nos bêtes. Et bientôt, nous n'aurons plus d'eau pour nous non plus !

— Bien, dit le préposé en parcourant un papier qu'il avait sous les yeux. Situation d'urgence, je peux vous faire passer en priorité, mais c'est double tarif.

— Double tarif ! Il sentit l'indignation et la colère monter en lui comme une vague. Il se rappela les mots du sage : « Celui qui sait garder son calme dans l'adversité possède la compétence la plus appréciable ». « Je veux bien rester calme, se dit-il, mais comment serait-ce possible ? Ce type profite du malheur des autres ! Et il faudrait que je reste calme ? De toute façon, c'est trop tard : je suis déjà en colère ! Où est le levier pour faire redescendre la pression ? »

— Double tarif, confirma le préposé. Et vous pourrez venir vous approvisionner dans deux semaines.

— Deux semaines ! Mais ce sera trop tard ! dit Om qui se contenait de toutes ses forces.

— Extrême urgence ? demanda le préposé. Le délai est de deux jours mais c'est triple tarif.

— Triple tarif ! s'étrangla Om. C'est de l'abus ! Vous savez, ça ne va pas se passer comme ça, j'ai des relations haut placées, moi !

— Dans votre pays peut-être, répondit l'autre, mais ici ça m'étonnerait. Et puisque vous le prenez comme ça, pas d'eau pour vous, même à dix fois le prix. Et puis c'est tout ! Suivant ! ajouta-t-il, en s'adressant à la personne derrière Om.

C'en était trop… Om empoigna le préposé par le col. Mal lui en prit. Des gardes attirés par les éclats de voix se saisirent de lui. Il résista. Soudain, une douleur fulgurante lui traversa la tête. Quelqu'un venait de lui donner un bon coup de bâton. Il s'évanouit.

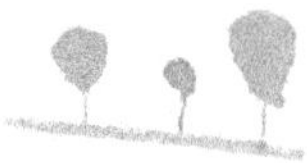

Om se réveilla dans une petite cellule sale et humide, fermée par une grille dont les barreaux étaient aussi épais que rouillés. Un minuscule soupirail donnait sur la rue. « En prison, s'écria-t-il avec effroi. Ils m'ont jeté en prison ! »

Le désespoir l'envahit. « Mon voyage initiatique commence bien mal, se lamenta-t-il. J'ai échoué à la première épreuve. Jamais je n'apprendrai l'art de traiter les désaccords et mon peuple finira dans la ruine et la misère. » Sa tête lui faisait mal. Il était désemparé.

Tout d'un coup, dans un éclair de conscience, une idée lui vint : « La boîte d'allumettes, s'écria-t-il, pourvu qu'ils ne me l'aient pas prise ! »

Il fouilla nerveusement dans ses poches. Ses doigts reconnurent la précieuse boîte. « Ouf ! souffla-t-il. C'est la seule chance de m'en sortir. » Il se souvient de ce qu'avait dit le vieux sage. « Chaque fois que tu craqueras une allumette, j'apparaîtrai pour t'apporter mon aide, à condition qu'elle s'enflamme du premier coup. »

Il en compta six. Il pensa avec inquiétude que le sage avait parlé de six étapes.

« Sans doute une allumette par étapes se dit-il. Ce qui ne me laisse aucune marge. Mais ai-je le choix ? Je n'en suis qu'à la première étape et je suis déjà bloqué en prison. Il faut que j'en sorte ! »

Avec beaucoup de précautions, Om se prépara en mimant plusieurs fois son geste. Puis, d'un mouvement précis, il la frotta sur le grattoir. Une belle flamme dorée brilla dans l'obscurité.

Quelques instants après, un bourdonnement se fit entendre. Entrée par le soupirail, une abeille tournait autour de la tête d'Om. Il voulut la chasser. Mais dans un nuage de fumée et un scintillement d'étoiles, elle disparut.

Dans un coin de la cellule, le vieil homme était là.

— Voyage exténuant, marmonna-t-il. Il s'approcha d'Om. Alors, on a déjà des ennuis ?

Om raconta sa mésaventure. Lorsqu'il eut fini et après un long silence, le vieil homme parla :

— C'est parce que tu n'as pas encore appris l'art de gérer tes émotions, mon ami !

— Mais c'est de leur faute aussi, dit Om pour se justifier. Au début, je suis resté calme et poli, très poli même. Mais cet homme a exagéré. Il s'est montré de plus en plus fermé et méprisant. Je ne peux quand même pas me laisser traiter aussi mal sans réagir !

— Je sais, répondit le vieil homme, il s'agissait de la première épreuve de ton initiation. Et garder ton calme est la première compétence que tu dois acquérir. Sans elle, tu ne pourras jamais résoudre les désaccords. L'émotion qui joue le rôle le plus important dans la situation qui nous intéresse est la colère. C'est elle que tu dois d'abord apprendre à apaiser. L'apaiser ne veut pas dire l'étouffer. Il s'agit d'en tenir compte tout en la maîtrisant. En tenir compte parce qu'elle est comme un signal d'alarme qui t'informe que quelque chose ne va pas. La maîtriser car, comme tu as pu le constater, la colère te conduit à adopter un rapport de force primaire. Elle te pousse au combat.

— Comment fait-on ? demanda Om.

— C'est ce que je suis venu t'enseigner, lui dit le vieil homme gentiment en lui tapotant doucement la tête. Mais d'abord, sortons d'ici !

Il plongea la main droite dans sa poche et en sortit une pincée de poussières lumineuses qu'il jeta en l'air. D'un seul coup, ils se retrouvèrent dehors, sous le grand arbre de la place du marché.

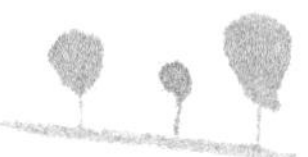

— Viens, dit le vieil homme, ne restons pas ici.

Il entraîna Om dans un dédale de ruelles. Ils débouchèrent finalement sur une place beaucoup plus petite que la précédente. Une fontaine en occupait le centre. Un filet d'eau laissait entendre un gargouillement apaisant. L'endroit respirait le calme et la tranquillité.

Le vieil homme s'assit sur la margelle et invita Om à en faire autant.

— Pour apprivoiser ta colère, commença le sage, plusieurs méthodes sont possibles. Je vais t'en proposer trois.

— Trois ? demanda Om, surpris.

— Oui, répondit le sage. La première est la plus puissante : elle te permettra de faire disparaître instantanément l'émotion, comme par enchantement.

— Parfait ! l'interrompit Om, c'est celle qu'il me faut !

— Laisse-moi continuer. Cette méthode est merveilleuse, mais c'est aussi la plus difficile et la plus longue à maîtriser.

— Ah, dit Om. Et la deuxième alors ?

— La deuxième est un peu moins puissante : elle ne fait pas disparaître l'émotion, mais la diminue. C'est souvent suffisant pour ne pas tomber dans le piège de la réaction. Elle est aussi moins difficile et un peu plus rapide à apprendre.

— Bon, dit Om. Et la troisième ?

— La troisième est la plus facile, elle est à la portée de tous. Mais c'est la plus frustrante et la plus douloureuse. Elle ne fait pas disparaître l'émotion, qui reste intacte. Elle permet juste de ne pas aggraver la situation. Et si tu la maîtrises, tu pourras effectuer un pas, frustrant certes, mais important vers la résolution du désaccord. Alors, par laquelle veux-tu commencer ?

— La méthode magique ! lança Om qui n'avait pas très envie d'utiliser la méthode qui ne marchait qu'à moitié, ni celle frustrante, douloureuse et qui marchait encore moins bien.

Om découvre la méthode royale

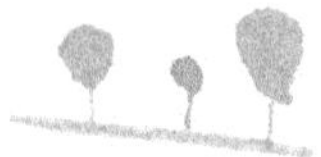

D'accord, dit le vieil homme. Mais ce n'est pas moi qui vais te l'enseigner. Tu vas te rendre au Monastère de Neleupran qui se trouve sur la montagne Glacée. Tu demanderas à parler au vénérable Papourtouha, Grand Maître de la méthode magique. Tu seras entre les meilleures mains possibles.

— Où se trouve la Montagne Glacée ? demanda Om aussitôt. Et où se trouve le monastère ?

— Tu n'as nul besoin de le savoir. Tu partiras dès aujourd'hui avec l'expédition qui apporte des provisions au monastère une fois par mois. L'équipe est constituée de cinq hommes placés sous la conduite d'un guide. Sitôt arrivé, demande à parler au Grand Maître de ma part. Lorsque tu auras reçu son enseignement, reviens ici. Tu recevras alors les indications qui te permettront de poursuivre ton voyage.

Les hommes de l'expédition viendront te chercher ici dans une heure. Ne t'éloigne pas !

Ayant prononcé ces mots, le sage se leva et partit à pas lents. Comme s'il avait tout son temps.

Om était un peu inquiet de se rendre dans un monastère inconnu et surtout dans une montagne dont le nom ne lui réchauffait pas le cœur !

Une heure plus tard, il vit arriver 5 hommes. Celui qui marchait devant était un colosse. Il dépassait ses compagnons d'une bonne tête. Il fit un signe du menton à Om.

Ce dernier lui lança un « Bonjour ! » chaleureux. L'autre ne répondit pas à son salut. Il dit seulement :

— Suis-nous ! Ne traînons pas. Nous devons absolument arriver avant la nuit. J'espère que tu es un bon marcheur car nous ne t'attendrons pas !

« Charmant ! » se dit Om. Et il emboîta le pas de l'expédition qui s'était déjà mis en marche.

Les hommes avançaient à un rythme soutenu. Mais Om était solide et en bonne santé. Il pouvait les suivre sans trop de difficultés.

Ils marchèrent ainsi pendant plusieurs heures, sans s'arrêter. Le jour déclinait. Il faisait de plus en plus froid. Om avait faim et commençait à sentir la fatigue. Le chemin était escarpé et longeait par endroits des ravins profonds.

Pour plus de sécurité, les hommes marchaient en cordée. La corde qui les reliait était trop courte pour qu'Om soit, lui aussi, attaché. Il marchait donc en queue de file et devait se tenir à la grosse veste de celui qui le précédait.

Tout d'un coup, le brouillard se répandit sur la montagne et enveloppa toutes choses de son épais manteau. On ne voyait qu'à un ou deux mètres devant soi.

Le guide dit d'une voix forte et décidée : « Le monastère n'est plus très loin. Au prochain *stūpa*, nous prendrons à droite. Le monastère est à trois cents mètres à peine. Restez bien groupés, nous sommes entourés de précipices. »

Om frissonna. Le brouillard était de plus en plus épais. Le chemin était maintenant recouvert de neige et de glace. Om sentit l'angoisse le saisir. Comment faisaient-ils pour se repérer ?

Heureusement, Om aperçut le grand stūpa qui se dessinait dans la brume juste devant eux. Il poussa un soupir de soulagement et s'agrippa encore plus fermement à la veste de l'homme qui le précédait.

Comme le veut la tradition, l'équipe effectua trois fois le tour de l'édifice sacré avant de prendre la direction du monastère. Ils marchaient depuis une centaine de mètres quand Om fut saisi d'un sentiment indéfinissable. L'angoisse dans son ventre s'était réveillée. « Quelque chose ne tourne pas rond ! » se dit-il.

Soudain, son sang se glaça dans ses veines. Et si, au lieu de tourner trois fois autour du *stūpa*, ils avaient tourné trois fois et demie ? Ou deux fois et demie ? Ils seraient alors en train de marcher dans la direction opposée à celle du monastère ! Peut-être droit vers un précipice !

Il essaya de se raisonner. Mais l'angoisse était trop forte. Il cria :

— Attendez !

Les hommes continuèrent comme s'ils ne l'avaient pas entendu. Il haussa encore le ton :

— Monsieur, je crois que vous vous êtes trompé ! Nous allons dans la mauvaise direction !

Le grand et gros guide répondit sans se retourner :

— Non, non. C'est par là ! J'ai parcouru ce chemin des dizaines de fois ! Et il accéléra le pas.

Om était de plus en plus angoissé. Une partie de lui voulait lâcher la veste de l'homme, une autre voulait rester accrochée, de peur qu'il se retrouve seul et perdu.

Soudain, le guide poussa un cri. Om lâcha prise d'un coup. Il eut à peine le temps de voir la cordée tout entière happée par le vide.

Il était tétanisé. « C'est affreux, affreux ! » se dit-il. Il s'aperçut qu'il tremblait de tous ses membres. « Il faut que j'aille chercher des secours. Je suis sûr que nous avons fait un demi-tour de trop ! C'est la seule explication ! » Il rebroussa chemin tout en se parlant intérieurement pour se donner du courage.

« Il me suffit de prendre le chemin inverse. Je verrai les traces de nos pas. Arrivé au *stūpa*, je n'aurais plus qu'à continuer tout droit. À trois cents mètres, je trouverai le monastère. »

Bientôt, une grande bâtisse se présenta devant lui. Il courut vers une large porte et tambourina avec ses poings en criant : « Ouvrez, ouvrez, à l'aide, à l'aide ! »

Des pas se firent entendre de l'autre côté. La porte s'ouvrit. Om vit un grand moine qui lui souriait et levait des sourcils étonnés. Il lui raconta le drame. Et s'effondra sur le sol, évanoui.

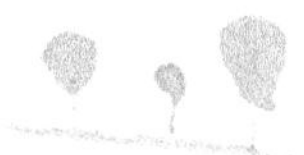

Quand il se réveilla, le soleil était haut dans le ciel. Il se trouvait allongé sur un lit dans une petite pièce dont la lucarne donnait sur la montagne. Il se leva. Le paysage était magnifique !

Soudain, tout lui revint en mémoire, le guide, le *stūpa*, les cris… Il sortit de la pièce et appela dans le couloir : « Ohé, ohé, il y a quelqu'un ? »

Le grand moine aux yeux étonnés apparut.

Il avait le même bon sourire que la veille et une douceur infinie dans le regard.

— Les avez-vous retrouvés ? demanda Om aussitôt.

Le grand moine haussa encore plus les sourcils et son sourire illumina son visage.

— Oui, oui dit-il. Ils ont eu de la chance ! Juste un petit ravin de quelques mètres de profondeur. Quelques jambes cassées, quelques bras fracturés seulement. Ils vous doivent une fière chandelle !

— Ce n'est rien, balbutia Om. Il était si soulagé de savoir les hommes sains et saufs.

— Ils vont devoir rester avec nous quelques semaines ! Hi, hi ! reprit le moine en riant, comme si c'était une bonne blague. Comment t'appelles-tu ? dit-il soudainement.

— Je m'appelle Om, dit Om.

— Et moi je suis le moine Papourtouha, dit le moine Papourtouha.

— C'est ma chance ! s'exclama Om. Je suis justement venu pour vous rencontrer !

— Hi, hi, rit à nouveau le grand moine. C'est une chance en effet !

— Je suis venu pour recevoir votre enseignement de la pratique magique. Celle qui permet de faire disparaître les émotions comme par enchantement !

— Je sais, je sais, dit le moine.

— Ah ? Vous savez ? Seriez-vous d'accord pour m'instruire ?

— Peut-être, dit le moine en devenant soudainement sérieux, mais sans rien perdre de sa douceur. Mais je voudrais d'abord te faire remarquer quelque chose…

— Quoi donc ? demanda Om

— Dis-moi ceci : comment t'es-tu rendu compte du danger hier ? Qu'est-ce qui t'a alerté ?

— J'ai d'abord eu un sentiment bizarre, répondit Om. Je me suis dit que quelque chose n'était pas normal. Puis j'ai ressenti une inquiétude de plus en plus forte, suivie d'une angoisse envahissante.

— Bref, l'interrompit le moine, ce sont tes émotions qui t'ont averti du danger ! Et tu voudrais supprimer quelque chose qui peut te sauver la vie ? Avoue que c'est bien étrange !

Om était perdu. Il ne savait plus quoi penser. Papourtouha le regarda dans les yeux. Om avait l'impression que son regard allait jusqu'au fond de son cœur. Il se sentit comme entouré d'une chaleur bienveillante.

— Om, souviens-toi de ceci, dit le moine. Les émotions comme la peur ou la colère sont à la fois un signal d'alerte et de l'énergie pour agir. En tant que signal, il est toujours bon de les écouter, puis de considérer si le danger est là ou pas. En tant qu'énergie, elles ne sont ni bonnes ni mauvaises en soi. Elles sont simplement adaptées à la situation ou non. Tout dépend de l'utilisation que tu en fais. Tu peux enfoncer des clous avec un marteau, mais aussi taper avec sur la tête de ton voisin. C'est le même marteau, mais tu comprends bien que son utilisation est différente.

Il te faudra apprendre à discerner si elles sont adaptées à la situation dans laquelle tu te trouves avant de vouloir les faire disparaître.

Pour les situations où il te serait nécessaire de les apaiser, il existe effectivement un moyen merveilleux et je veux bien te l'enseigner. Viens, dit-il en tournant les talons.

Ils sortirent du monastère. L'air était frais et la neige scintillait de mille éclats cristallins. Papourtouha choisit un banc de pierre et invita Om à s'asseoir avec lui.

Le monastère était bâti sur un pic rocheux qui surplombait les sommets environnants. La vue était grandiose. Om se sentait comme un oiseau en plein ciel.

Après un silence, le moine commença :

— Les circonstances te sont étonnamment favorables. L'incident de la cordée va nous permettre de t'enseigner la méthode merveilleuse de façon saisissante… Mais comme le veut notre tradition, c'est toi qui dois le découvrir par toi-même. Je vais juste te mettre un peu sur le chemin… Que s'est-il passé hier ?

— Nous avons fait un demi-tour de trop autour du *stūpa*, expliqua Om. Nous sommes donc partis dans la direction opposée à celle du monastère. Et j'ai eu beau avertir le guide, il n'a rien voulu entendre. Il croyait aller dans la bonne direction alors qu'il marchait droit vers le précipice.

Le moine rit silencieusement en hochant la tête. Puis il dit :

— C'est une erreur fréquente. Parfois la situation est différente de ce que nous croyons. Et si nous agissons à partir de cette fausse croyance, nous risquons gros. C'est ce qui est arrivé à ton guide. Chez nous, on appelle cela une perception erronée ou une erreur de représentation. Et cela peut parfois coûter cher…

— Pourquoi me racontez-vous cette histoire ? demanda Om perplexe. Quel est le rapport avec la maîtrise des émotions ?

— Parce que tes émotions ne dépendent pas de la réalité, mais de l'idée que tu t'en fais répondit le moine. Autrement dit, tes émotions ne dépendent pas de ce que tu vis, mais de ce que tu crois vivre.

Or, dans des situations de désaccords, nous croyons volontiers des choses qui ne sont pas vraies. Et cette vision erronée peut déclencher des émotions comme la colère qui nous mènera droit vers le précipice du conflit.

— Quelles sont ces choses qui ne sont pas vraies ? demanda Om.

— Première croyance fausse : lorsque quelqu'un n'est pas d'accord avec nous, nous avons tendance à penser qu'il est *contre* nous, n'est-ce pas ?

— Oui, répondit Om. Et alors ?

— C'est le contraire qui est vrai.

— Le contraire ? Alors, cela veut dire qu'il est *pour lui* ? Il défend ses intérêts ? tenta Om.

— Exactement ! s'exclama Papourtouha.

— Et alors ? demanda Om. Quel rapport avec la maîtrise des émotions ?

— Attends un peu, répondit le moine avec un grand sourire. Je continue… Deuxième erreur : lorsque quelqu'un nous menace, nous avons tendance à croire qu'il veut nous faire peur. Alors qu'en réalité, c'est le contraire qui est vrai.

— Il a peur ? tenta Om, dubitatif.

— Mais oui ! Il a peur. D'ailleurs, s'il n'avait pas peur, pourquoi aurait-il besoin de menacer ?

— D'accord, répondit Om. Et alors ?

— Patience, patience, répondit le moine. Je continue. Troisième erreur : lorsque quelqu'un nous critique, nous juge ou nous insulte, nous avons tendance à croire qu'il veut nous faire mal, n'est-ce pas ?

— Alors qu'en fait ce n'est pas vrai, s'exclama Om. S'il est agressif, c'est que lui a mal ! Je me souviens de ma grand-mère qui disait souvent : « Il n'est point de méchant, il n'est que des souffrants». C'est vrai à chaque fois ?

— J'en suis convaincu !

— Et la quatrième erreur ?

— Lorsque quelqu'un se montre méprisant, nous avons un peu tendance à penser qu'il a une faible estime de nous, n'est-ce pas ? En réalité, les gens qui ont des comportements méprisants sont des gens qui ont une faible estime d'eux-mêmes. Et pour compenser l'infériorité qu'ils imaginent, ils tentent de se rehausser le plus possible.

— D'accord. Et alors ?

— Alors, ce sont les quatre erreurs qui nous mènent tout droit vers le précipice du conflit. Et il ajouta : je crois que le vieil homme qui t'a envoyé ici t'a remis récemment un petit caillou, n'est-ce pas ?

— Comment le savez-vous ? s'étonna Om.

— Hi, hi, répondit seulement Papourtouha. Veux-tu bien me le montrer ?

Il prit le galet que lui tendait Om et se mit à graver quelque chose sur l'autre face.

Quand il eut fini, il le lui rendit en disant :

— Cela devrait t'aider à te souvenir !

— Merci mais je ne vois toujours pas le rapport avec la méthode qui fait disparaître les émotions comme par enchantement ! La seule chose que j'ai vue disparaître jusqu'à présent c'est la cordée dans le ravin !

Le moine était hilare, comme s'il jouait un bon tour à Om.

— Tu as compris le principe ! se réjouit-il.

« Je n'ai rien compris du tout, pensa Om. Ce moine est fou. Et j'ai perdu mon temps en venant ici. » Le moine se leva.

— Tu as maintenant reçu le premier enseignement. Il ne te reste plus qu'à mettre en pratique ce que tu as appris, chaque fois que l'occasion se présentera.

« C'est un illuminé », pensa Om. L'illuminé continua :

— Tu peux maintenant aller retrouver notre ami. Je crois que vous avez rendez-vous dans le village d'où tu es parti pour venir ici ? Deux novices descendent aujourd'hui dans la vallée. Ils t'attendent devant le grand *stūpa*. Rejoins-les. Ils t'accompagneront. Et fais bien attention aux serpents, ils foisonnent par ici !

« Des serpents ! pensa Om. Il dit vraiment n'importe quoi. »

Le moine s'inclina vers lui les deux mains jointes. Om, perplexe, s'inclina de la même manière. Au même instant, le gong du monastère émit un son rond et pénétrant. Om releva la tête. Le moine avait disparu.

Tout cela était si absurde. N'avait-il pas rêvé ?

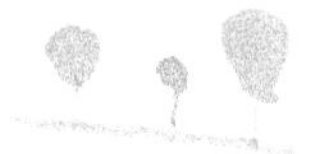

Om se sentait perdu. Il se mit en marche vers le *stūpa*. Que pouvait-il faire d'autre ? Il se déplaçait comme un somnambule et tentait de donner un sens aux événements qu'il venait de vivre. Le soleil était haut dans le ciel. Il marchait tête nue. Son sang frappait ses tempes lourdement.

Soudain, au moment où il avançait le pied, il aperçut juste devant lui un serpent enroulé sur lui-même. Il bondit en arrière. Sous l'effet de la peur, tous les poils de son corps s'étaient hérissés. Son cœur battait la chamade. Il regarda à nouveau le reptile. Ce n'était qu'une corde !

Toute sa peur retomba d'un coup. « Quel idiot ! se dit-il. Une corde ! Une simple corde que j'ai prise pour un serpent ! Il était à la fois soulagé d'avoir échappé à un danger qui n'avait jamais existé et un peu en colère contre lui-même et contre le moine. C'est de sa faute aussi ! Attention aux serpents ! Je suis sûr qu'il l'a fait exprès ! »

Il continua son chemin. Il était stupéfait de voir comment sa peur avait disparu d'un coup lorsqu'il avait réalisé son erreur.

« Une erreur de représentation ! s'exclama-t-il. J'ai fait une erreur de représentation ! Je crois voir un serpent : j'ai peur. Je réalise que c'est une corde : la peur disparaît ! Comme par enchantement ! »

Il était tout excité et se remit en marche vers le *stūpa*. Il y trouva les deux novices et ils se mirent en route.

Une fois parvenus à mi-chemin, ils s'arrêtèrent dans un monastère. On leur prêta une charrette tirée par un âne. Om était bien content. Il allait pouvoir se laisser porter. Il prit les rênes de l'attelage.

Un peu plus bas, ils se retrouvèrent sur un chemin, bordé par un fossé profond de chaque côté. Sur une centaine de mètres, le passage était si étroit que les roues de la charrette mordaient de temps à autre les bords du fossé. Om était concentré. Il se demandait s'il ne ferait pas mieux de descendre et de guider l'âne en marchant devant lui, lorsqu'il entendit des cris. Il se retourna et vit une carriole tirée par un cheval. Un homme était assis à l'avant. Il encourageait son cheval de ses cris :

« Plus vite, allons, plus vite ! »

« Il est bien bête, pensa Om. Il dit à son cheval d'aller plus vite alors qu'il n'y a pas de place pour doubler ! »

Mais il réalisa bien vite que l'homme ne s'adressait pas à son cheval, mais à lui !

« Pour qui se prend-il ? » dit Om aux deux novices. L'idée le prit de ralentir, ou même de s'arrêter, pour apprendre la patience à cet impudent. Mais son père l'avait éduqué à traiter autrui avec respect et tolérance. Il choisit donc de garder exactement la même allure. Il continua comme si l'autre n'était pas là. Les deux jeunes moines le regardèrent avec inquiétude. L'homme continuait à crier : « Allons, avancez, plus vite ! »

Om sentit la colère monter davantage en lui. Quel prétentieux ! De quel droit se permettait-il de commander aux autres ?

Finalement, le sentier devint plus large. Il entendit l'homme jurer et fouetter son cheval. Il le dépassa à toute allure sans lui accorder le moindre regard.

Om continua pendant un certain temps à s'indigner en repensant au comportement du malotru. Sa colère était encore vivace lorsque, au détour du chemin, il aperçut la carriole arrêtée devant une petite maison. Son conducteur en descendait précipitamment. Il avait une mallette à la main. Un peu plus loin, sortant de la maison, un homme et une femme couraient vers lui. La femme portait un enfant inanimé dans ses bras.

Om réalisa sa tragique erreur : l'homme était un médecin qui venait porter secours à cet enfant. Instantanément, sa vision de la situation changea totalement : il n'avait plus devant les yeux un type sans gêne et pressé, mais un médecin dévoué. Sa colère et son indignation tombèrent d'un seul coup. Il se sentait maintenant honteux et plein du désir d'aider. Il comprit que sa colère était le produit de son ignorance.

Il fouilla dans sa poche et en tira le galet. Il étudia avec attention les inscriptions du moine. Soudain, tout s'éclaira : « Mais oui ! Comme ma peur, ma colère ne dépend pas de la réalité mais de l'idée que je m'en fais, bref de ce que je crois ! Dans la situation de désaccord, si je crois que quelqu'un est contre moi, qu'il veut me faire peur, ou qu'il veut me faire du mal, alors la colère va se manifester.

Si je comprends au contraire qu'il n'est pas contre moi, mais qu'il défend ses intérêts ; qu'il ne cherche pas à me faire peur, mais qu'il a peur ; qu'il n'essaye pas de me faire souffrir, mais qu'il souffre lui-même, ma colère n'a aucune raison de se manifester. Et plutôt que de m'opposer à lui, je vais plutôt avoir tendance à l'écouter, le rassurer, le réconforter. Ce qui suppose des émotions bien différentes : curiosité, empathie, compassion… Incroyable ! Quel retournement ! »

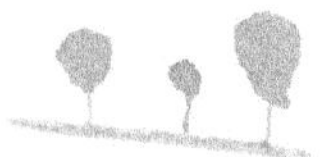

Le soir même, Om était au rendez-vous du sage. Il était content de retrouver le vieil homme. Il lui raconta son aventure avec les guides, sa rencontre avec Papourtouha, le serpent et le médecin ainsi que l'enseignement qu'il avait acquis grâce à cette expérience : en corrigeant ses croyances erronées au moment du désaccord, l'émotion disparaît d'elle-même.

— Parfait, parfait, dit le sage. Tu pourrais même résumer ce que tu as appris en quelque chose d'encore plus simple.

— Ah ? demanda Om avec curiosité.

— Oui ! Regarde le caillou. Le refus, les arguments, les menaces, l'agressivité de l'autre n'ont rien à voir avec toi, et tout avec lui. Tu n'es pas concerné ! Si tu le comprends profondément, la colère ne viendra pas. Très facile à dire, très difficile à faire !

— Pourrait-on résumer tout cela en une seule phrase : « Ne le prends pas personnellement » ?

— Tu as tout compris, dit le sage ravi. Il ne te reste plus qu'à pratiquer. Tu dois maintenant quitter ce lieu et gagner le deuxième monde. Tu y recevras le second enseignement.

— Comment fait-on pour sortir de ce monde, demanda Om ?

— Tu dois te rendre devant le triple passage. Il est constitué de trois portes en enfilade. Chaque porte est tenue par un garde. Tu leur demanderas l'un après l'autre de t'ouvrir leur porte. Le chemin qui mène au deuxième monde commence après la troisième porte. Souviens-toi de ce qui t'a été enseigné et mets-le en pratique.

À ses mots, il se leva, fit un signe de la main amical à Om et s'éloigna sans se retourner.

Malgré le départ du sage, Om se sentait plein de joie et d'espoir. Il avait reçu son premier enseignement et brûlait de le mettre en pratique. « L'affaire se présente bien, pensa-t-il : dans quelques jours à peine, je serai chez moi fort de compétences, certes difficiles à acquérir, mais redoutables ! »

Il aperçut l'échoppe d'un forgeron. Il acheta une épée, légère et bien affûtée. Le sage lui avait dit de venir sans arme, mais cette instruction n'était sans doute plus d'actualité. Les choses sérieuses commençaient. Et l'on n'était jamais trop prudent.

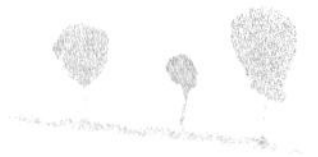

Om se mit en quête des trois portes. Il demanda son chemin aux passants et finit par trouver ce qu'il cherchait. Il s'avança devant la première des trois portes et observa. Elle ménageait un passage dans une haute muraille de pierres taillées qui semblait entourer la ville.

Vérrouillée par un gros cadenas, elle était en bois, épaisse, mais assez basse. À peine plus grande que lui. Il l'escaladerait facilement. Mais Om réalisa qu'elle était gardée par un soldat. Une épée était suspendue à son flanc. Il tenait dans sa main droite un gros manche au bout duquel était accrochée par une chaîne, une boule métallique pleine de piques pointues. Om resta prudemment à distance.

— Bonjour, lança-t-il. Auriez-vous l'obligeance de m'ouvrir cette porte ? Je voudrais quitter ce village.

— Ah non, ça n'est pas permis, répondit simplement le garde.

Om sentit immédiatement la légère contrariété que lui causait ce refus. Mais il resta maître de lui. Et dit :

— C'est important, je dois vraiment sortir.

— Le règlement, c'est le règlement, répondit le garde d'un ton qui n'admettait pas de réplique.

Om n'avait pas l'habitude qu'on lui résiste ou qu'on lui parle ainsi. « Encore un de ces gardes-chiourmes qui se servent du peu de pouvoir dont ils disposent pour ennuyer les autres ! » Il sentit l'irritation le gagner. Mais il fit un effort pour garder son calme. « Même pas besoin de méthode ! pensa-t-il, le vieux sage serait étonné ! »

— Je vais vous expliquer, dit Om. Mon peuple n'a plus d'eau à cause d'un fleuve qui s'est détourné de son cours et je dois sortir d'ici pour trouver un moyen de l'aider.

— Pas mon problème ! déclara le garde avec morgue.

Le sang d'Om ne fit qu'un tour. Pour qui se prenait-il ? Il sentit que sa colère allait l'emporter. Il se contrôla encore, mais cela devenait de plus en plus difficile.

« La méthode, vite ! pensa-t-il… Comment dois-je procéder ? » L'enseignement du moine lui semblait si loin et si déconnecté de sa situation. Comme s'il était rangé dans un coin endormi de son cerveau. Ce qui n'était pas endormi en revanche, c'était la colère qui l'envahissait à présent. Une sensation de chaleur se répandait en son ventre, son visage et ses mains.

— Pas votre problème ? siffla-t-il. Ça pourrait bien le devenir !

Om entendit alors un drôle de bruit qui venait de la porte. Celle-ci par un curieux maléfice s'était mise à grandir lentement mais sûrement, centimètre par centimètre.

« Pas de temps à perdre, pensa Om. Je vais l'escalader avant qu'elle ne soit trop haute. » Il avança d'un pas en direction du garde. Celui-ci fit tournoyer la boule hérissée de piques.

— N'approchez pas ! lui lança-t-il

— Vous ne me faites pas peur ! lui dit Om dont le cœur battait de plus en plus vite.

L'autre augmenta alors la vitesse de rotation de son arme et saisit son épée de l'autre main.

— Si vous avancez ajouta-t-il, vous le regretterez !

— C'est vous qui allez le regretter si vous ne me laissez pas sortir ! répliqua Om. Vous ne savez pas à qui vous avez affaire !

Le bruit se fit entendre un peu plus fort : la porte continuait de grandir, et de plus en plus vite ! En quelques instants, elle avait augmenté d'un bon mètre. Bientôt, il ne pourrait plus l'escalader. « Quel est ce maléfice ? » se demanda Om. Il sentit sa colère l'emporter. Il mit la main à son épée. La porte se mit à grandir encore plus. Elle mesurait maintenant presque trois mètres de haut.

Tout d'un coup, Om entendit une petite voix dans sa tête. C'était celle du sage ! Elle lui murmurait : « Alors, tu te laisses emporter par tes émotions ? Je croyais qu'il t'était facile de maîtriser la colère ? Mets plutôt en pratique ce qui t'a été enseigné. »

« Quoi ? » dit Om en arrêtant son geste. Ses idées étaient brouillées par l'émotion. Il fit un énorme effort pour se souvenir… Il revit le visage lumineux du moine. Ah oui ! L'erreur de représentation ! Je dois corriger l'erreur de représentation ! Tout ceci lui semblait tellement intellectuel !

Il réfléchit intensément : « Voyons, voyons, que suis-je en train de croire et qui n'est pas vrai ? Il réfléchit encore… voyons, voyons, je crois que ce garde veut m'empêcher de passer uniquement pour jouir de son petit pouvoir ! Oui… c'est cela que je crois. Y aurait-il une autre explication à son attitude ? Il poursuivit son effort. Mon Dieu comme c'est difficile ! Comment une méthode prétendument merveilleuse peut-elle être aussi laborieuse ? Me laisser aller à ma colère me semble si naturel et si tentant. Voyons, voyons… Que se passe-t-il pour ce garde ? Comment réagirais-je si j'étais à sa place ? Hum… Il applique peut-être simplement une consigne avec constance et diligence ? Serait-ce cela ? »

Quelque chose bougea en lui. Il commença à regarder le garde un peu différemment. Soudain, il le vit comme cela : un soldat qui avait à cœur de bien remplir sa mission. « C'est exactement le genre de garde que j'apprécie pour veiller sur mon palais ! » se dit-il.

Sa colère tomba d'un coup, pour laisser la place à une certaine considération. « Ça alors ! se dit-il, surpris. Ça fonctionne vraiment ! » Toute son attitude avait changé : son regard, sa posture, ses gestes : tout s'était détendu en lui comme par enchantement.

Le garde dut percevoir quelque chose. Il cessa de faire tournoyer son arme. Tout en gardant le bras prêt à se remettre en mouvement.

Om continua sa réflexion… « De plus, cet homme me menace avec son arme. Si j'en crois le moine, c'est qu'il a peur. De quoi pourrait-il avoir peur ? De moi ? C'est absurde : je ne lui veux aucun mal, je veux juste sortir d'ici ! Il réfléchit encore un peu… Après tout pourquoi pas ? Je suis armé et déterminé à outrepasser ses consignes. C'est bien normal qu'il ait un peu peur ! »

Il avait à présent devant lui, non pas un soldat borné, jouissant de son petit pouvoir, mais un homme consciencieux et qui craignait qu'Om ne l'oblige à se battre.

Aussitôt, Om eut envie de le rassurer. Il recula d'un pas. Puis d'un deuxième. Le garde cessa immédiatement de faire tournoyer son arme. Et la porte cessa de grandir.

— Veuillez m'excuser, dit Om, je me suis emporté. C'est que j'ai tellement besoin de sortir d'ici et je ne sais pas comment faire.

L'autre rangea son arme avec un imperceptible soupir de soulagement. La porte commença alors un lent mouvement de décroissance.

— Il vous faut un laissez-passer. Vous pouvez l'obtenir au poste de frontière derrière vous dit le garde sans chaleur. Il vous en coûtera deux pièces d'argent.

« Et voilà le travail ! se dit Om. Incroyable ! Le moine avait dit vrai ! La méthode magique est… magique ! Mais pourquoi ai-je mis tout ce temps à m'en souvenir ? Tout en moi était prêt au combat. Pas une cellule de mon corps n'avait envie de remettre en question ce que je croyais… C'est vraiment une méthode merveilleuse… et difficile ! »

Quelques instants plus tard, Om revint avec le laissez-passer. À sa grande surprise, il ne vit plus de porte : celle-ci s'était totalement enfoncée dans le sol. Et le garde avait disparu.

Il vit devant lui une allée qui traversait un jardin rempli de reines-des-prés et qui menait à une autre muraille, un peu plus haute que la précédente. Des champs verdoyants bordaient ce jardin et s'étalaient entre les deux murailles. De jeunes taureaux y paissaient tranquillement.

Om découvre la méthode moins difficile qui marche suffisamment bien

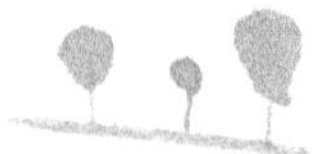

Om aperçut au bout du chemin une lourde porte de métal. Elle était entourée de deux tours de pierre. Celle de droite ne comportait ni porte ni fenêtre. Celle de gauche était un peu plus grande. Une large grille en fermait l'accès.

Il s'approcha d'elle et jeta un œil à l'intérieur. Il aperçut une première salle toute vide. Un couloir menait une quinzaine de mètres plus loin, à une deuxième pièce. Une deuxième grille, symétrique à la première, donnait sur le dehors, de l'autre côté de la muraille. Il distingua de profil, un homme assis à une table. Son uniforme était semblable à celui du garde de la première porte. Il était grand et maigre. Il était occupé à lancer en l'air des petits cailloux et à ramasser d'un seul geste ceux qui se trouvaient sur la table.

« Il joue aux osselets ! s'exclama Om. Et pendant sa garde ! On ne peut pas dire que le zèle l'étouffe. J'aurais sans doute plus de facilité qu'avec le premier. »

Il appuya ses coudes sur la grille, mit ses mains en porte-voix et appela :

— Ohé, Monsieur !

L'autre ne broncha pas.

— Bonjour ! essaya Om en haussant le volume de sa voix.

Toujours pas de réponse : le garde continuait à jouer comme si de rien n'était. Om recommença, plus fort :

— Ohé ! Monsieur ! Sans résultat.

« Il le fait exprès ? » se demanda-t-il. Il se mit à appeler puis à siffler avec ses doigts.

L'autre ne tourna même pas la tête. Om sentit l'indignation monter en lui. « Une telle indifférence témoigne d'un réel mépris pour les autres ! Et quel fainéant ! Jouer aux osselets à son âge plutôt que de travailler ! Quelle honte ! »

La colère monta lentement en lui, il prit la grille dans ses deux mains et se mit à la secouer en appelant « ohé, ohé ! » de plus en plus fort. Celle-ci ne broncha pas et le garde non plus.

Constatant l'inefficacité de ses efforts, Om tenta de se ressaisir. « Ça ne sert à rien de s'énerver, se dit-il. D'autant que je suis supposé pratiquer la maîtrise de mes émotions ! Voyons, que m'a enseigné le sage ? Ah oui ! L'erreur de représentation ! Ce type-là me méprise ouvertement, ce qui signifie, à en croire la théorie, qu'il a une faible estime de lui-même ? Et alors ? Je ne vois vraiment pas en quoi ça m'aide dans cette situation !

D'ailleurs, je ne crois pas vraiment à cette interprétation du mépris. Il y a des gens qui sont méprisants, parce qu'ils se croient supérieurs, non ? Ma colère est légitime ! Et je ne vais quand même pas rester bloqué ici ! » Il se releva et secoua à nouveau la grille en criant : « ohé, ohé ! ». En vain.

Om constata qu'il était doublement énervé : par l'attitude du garde et par son incapacité à mettre en pratique ce qu'il avait appris. Il se sentait perdu. Que pouvait-il faire si la méthode magique ne marchait pas ? Sa colère était toujours là et il ne savait comment s'y prendre.

« Il faut que j'appelle le sage. Ne m'a-t-il pas parlé d'une autre méthode moins difficile ? » Il mit la main à sa poche et en retira la boîte d'allumettes. Il se souvint qu'elle n'en contenait plus que cinq. Et il n'en était qu'à la première étape de son voyage ! Il hésita un moment, puis se décida.

Il était si nerveux qu'il cassa l'allumette en deux. Il frotta la moitié restante, la flamme jaillit. Mais l'allumette était si courte qu'il se brûla les doigts. Il la laissa tomber. Elle s'éteint aussitôt. « Catastrophe ! pensa-t-il. J'ai gâché une allumette ! »

Om était désemparé. Perdu dans ses pensées, il ne reconnut pas tout de suite la voix qui s'adressait à lui :

— Alors, on s'énerve ?

Om se retourna : c'était le sage ! Un sourire amusé se dessinait sur son visage.

— La méthode ne fonctionne pas ! dit Om aussitôt. Et il expliqua ce qui s'était passé. Le vieil homme l'écouta avec une grande attention.

— Hum, finit-il par dire. Cette situation est plus difficile que la précédente. Tu es parti bien vite sur l'idée que tu avais affaire à un individu paresseux et méprisant. En réalité, tu n'en sais rien. Pour moi, il s'agit sans doute d'autre chose. De quoi ? Je n'en sais encore rien. Ce qui est certain, c'est que ton interprétation te met en colère. Et sous l'effet de cette colère, il t'est difficile de réfléchir calmement à une solution pour pouvoir passer cette porte. L'important est donc de revenir à un peu plus de calme intérieur. La première méthode n'a pas fonctionné pour toi. C'est bien normal : tu débutes. Il te faudra du temps pour la maîtriser. Changer de croyance est une chose difficile. C'est parfois le chemin de toute une vie. Je vais donc t'enseigner une deuxième méthode moins difficile… Elle est aussi un peu moins efficace puisqu'elle ne fait pas disparaître l'émotion, mais elle la diminue.

Il tourna les talons et se dirigea vers le champ des jeunes taureaux. Sans hésiter, il enjamba la barrière. Il se retourna. Om était resté de l'autre côté et semblait pétrifié.

— Alors ? Que fais-tu ? s'impatienta le sage. Je t'ai dit de me suivre.

— Oui, mais…

— Mais quoi ?

— Les tau… les tau… les taureaux bégaya Om. Attention !

— Tu veux sauver ton peuple ou non ?

Om enjamba la barrière. Quand il fut à côté de lui, il balbutia :

— Nous avons des taureaux aussi chez moi. Je sais qu'ils peuvent être très dangereux. Surtout des jeunes comme ceux-là.

— Seulement si l'on porte du rouge sur soi ! répondit le sage en sortant de sa besace un large tissu d'un rouge flamboyant.

— Que faites-vous ? dit Om effrayé. Vous êtes fou !

À une vingtaine de mètres, une des bêtes les regardait fixement.

— Cachez ce tissu, cria Om. Il va nous charger !

Le sage, tout sourire, déploya le tissu et l'agita. Le taureau aligna son corps massif dans leur direction ; ses naseaux expulsaient bruyamment de l'air fumant. Il se mit à gratter lentement le sol avec sa patte avant droite. Le sabot griffait puissamment la terre sèche et faisait voler la poussière autour de lui. D'un bond, Om regagna l'autre côté de la barrière.

— Ne restez pas là, je vous en prie ! supplia-t-il.

Le sage, d'un geste souple, retourna la cape. La face qui était maintenant montrée à l'animal était jaune pâle. Presque aussitôt, celui-ci cessa de gratter le sol et sa respiration s'apaisa. Il se remit à brouter l'herbe autour de lui, sans toutefois quitter les deux hommes des yeux.

— Revenez ! supplia Om. Et surtout, ne retournez pas le côté rouge vers lui !

— D'accord ! répondit le sage en retournant le côté rouge du tissu vers le jeune taureau. Immédiatement, celui-ci recommença à respirer bruyamment et à frotter le sol de son sabot.

— Que faites-vous ? demanda Om avec angoisse. Arrêtez donc !

— Je te fais une démonstration ! Observe attentivement ce qui se passe. Nous en reparlerons après.

Il attendit un peu. On sentait la tension monter dans la bête. Puis il retourna à nouveau le tissu. L'animal se calma.

Le sage recommença plusieurs fois la même opération. Avec les mêmes effets.

— Regarde bien, maintenant dit-il en agitant le tissu, côté rouge, de façon permanente.

Le taureau se remit à souffler et à gratter le sol. Le sage continuait d'agiter son étoffe. Subitement, l'animal chargea à une vitesse impressionnante. Il dégageait une puissance folle. Om était pétrifié.

Le sage continuait à tenir le tissu devant lui et à l'agiter. Lorsque le taureau fut sur lui, d'un geste circulaire de tout son corps, il évita la charge, laissant les cornes pointues embrocher l'étoffe.

Le taureau poursuivit sa course. Puis se retourna, l'œil noir. D'un bond incroyablement leste, le sage rejoignit Om de l'autre côté de la barrière.

— Ah, ah ! riait-il. Tu as vu ? Tu as vu ?

— Ce n'est pas très malin, répondit Om furieux, vous m'avez fait une de ces peurs !

— Ah, ah ! Ce n'est rien ! L'important est que tu aies bien observé.

— Un vieux fou qui joue à se faire peur et à faire peur à ses amis, voilà ce que j'ai observé !

Le sage le regarda avec affection.

— Tu vas comprendre, lui dit-il en asseyant sur l'herbe fraîche les jambes croisées.

Om l'imita.

— Voilà, commença le sage. Tu as remarqué que lorsque j'agitais le côté rouge du tissu, cela énervait notre ami.

— Oui, tout le monde sait cela. La couleur rouge excite les taureaux.

— Tu as remarqué également, continua le sage sans relever l'impertinence, que lorsque je tournais le tissu du côté jaune, il se calmait.

— Oui.

— Enfin, tu as remarqué qu'il n'a chargé que lorsque je lui ai présenté le rouge en permanence.

— Oui. Il lui faut un peu de temps pour vraiment passer à l'action. Il commence à donner des signes de nervosité. Comme s'il nous prévenait. Et après il charge.

— Et bien, voilà. Je t'en ai assez dit. À toi de terminer le travail ! lança brusquement le sage en fronçant les sourcils presque sévèrement. Place à l'action ! J'espère que tu auras bien retenu la leçon. Allez ! File ! Et que je n'entende pas parler de toi avant longtemps !

Et comme un mirage qui s'estompe lorsque l'on s'en approche, le sage disparut…

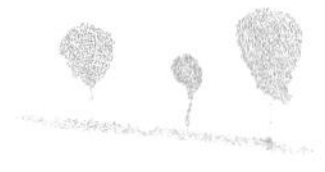

Om était désemparé.

« Leçon, mais quelle leçon ? Je n'ai rien compris du tout ! »
Puis il se secoua et se remit sur pied : « Retournons à la tour !
Le garde sera peut-être dans de meilleures dispositions. »

Lorsqu'il parvint à une cinquantaine de mètres de celle-ci il
aperçut le garde devant la grille qui balayait le sol avec vigueur.
« J'ai de la chance ! se dit-il tout joyeux : le garde est de sortie !
Il ne pourra plus faire comme si je n'existais pas. Il pressa le
pas. De plus, il n'est pas si paresseux que je le pensais. Quel
coup de balai ! »

Soudain, le garde se redressa en direction d'Om, et, cessant
brusquement de balayer, regagna la tour, ferma la porte à clef
et disparut dans le couloir.

Le cœur d'Om bondit dans sa poitrine. Il appela : « Hé !
Attendez ! Attendez ! » Arrivé devant la grille, il constata que
l'autre était de nouveau attablé paresseusement. Il avait repris
son jeu et ne lui accordait aucune attention. « Hé ! Hé ! » cria
encore Om. Sans réponse.

« Cette fois, pensa Om. Je sais qu'il le fait exprès ! Je suis sûr
qu'il m'a vu ! »

Il empoigna la grille et la secoua de toutes ses forces, rouge de
colère. Et plus il regardait le soldat, plus il s'énervait.

Soudain, il repensa au sage et au taureau. Ma colère est
semblable au taureau, pensa-t-il, et le garde est comme le tissu
rouge. Plus je le regarde, plus je m'énerve.

Comment s'y était pris le sage pour calmer l'animal ? Il avait
retourné l'étoffe du côté jaune ! Quel serait l'équivalent du tissu
jaune ici ? Il chercha autour de lui quelque chose qui apaiserait
sa colère comme le côté jaune du tissu apaisait le taureau.

Il remarqua soudain que sous l'effet de sa colère, sa respiration
était devenue courte et rapide. Par un effort de concentration,
il réussit à ralentir son rythme. Comme son maître d'armes
le lui avait appris jadis, il pensa à respirer par le ventre et à

souffler plus longtemps qu'il n'inspirait. Dans sa tête, il comptait : « un, deux, trois, j'inspire ; un, deux, trois, quatre, cinq, six, j'expire ». Il parvint à effectuer trois séries de la sorte. Il constata que ses mains avaient lâché la grille et qu'il se sentait plus calme. Il regarda à nouveau le garde. La colère recommença à monter en lui. Il revint à sa respiration. Au bout de deux minutes, sa colère avait notablement diminué.

Il se dit alors : « J'ai trouvé ! Le tissu jaune, c'est ma respiration ! Si je me concentre dessus un certain temps, cela me calme. Et si j'expire plus longtemps que j'inspire cela me calme encore plus. Formidable ! Ma colère est encore un peu là, mais beaucoup moins. Voyons, réfléchissons un peu : manifestement, crier et secouer la grille ne sont pas des stratégies efficaces, il faut que je trouve une autre solution pour passer cette porte. »

Il recula un peu et contempla : la tour, la muraille, la porte en cherchant une idée. « Et si… », se dit-il en marchant jusqu'à la lourde porte. Il manœuvra la poignée métallique qui n'offrit aucune résistance. Elle n'était pas verrouillée ! Trop pris par sa colère, il s'était obstiné à appeler le garde alors que la porte était ouverte !

« Décidément, se dit-il en franchissant le seuil, la colère est bien mauvaise conseillère. Il m'a suffi de revenir à un peu de calme pour comprendre qu'il y avait peut-être d'autres solutions à trouver. »

Il se trouva dans un jardin encore plus vaste et plus fleuri que le précédent. Un chemin de sable conduisait à une troisième muraille, aussi haute que les précédentes. Il aboutissait à une large porte en bois hérissée de pointes métalliques.

« Cette aventure ne manque pas de piquant ! se dit-il. De l'autre côté, la liberté ! J'aurai accompli la première étape de mon initiation. »

Il avait réussi à mettre en pratique la deuxième méthode et s'en réjouit.

Om découvre la méthode facile
et douloureuse

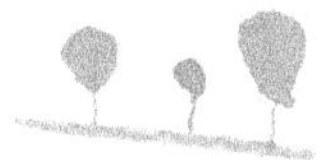

Om parcourut le chemin qui le séparait de la troisième et dernière porte.

Il s'arrêta prudemment à quelques pas, impressionné par les piques acérées qui en couvraient la surface. Au centre de chaque battant était insérée une poignée qui permettait de manœuvrer la porte.

Il remarqua trois verrous constitués chacun d'une grosse tige et d'une gâche épaisse. Les trois étaient ouverts.

« C'est mon jour de chance ! » pensa Om. Ravi, il s'avança et saisit une des poignées.

« Hé là, où vous croyez-vous ? dit une voix. Personne n'a le droit de toucher cette porte ! »

Om se retourna. Il vit devant lui un homme trapu et puissant. Il portait le même uniforme que les deux autres et ne semblait ni zélé, ni paresseux. Juste ferme et définitif. Un rien suffisant. Son visage lui rappelait vaguement quelqu'un avec qui il avait eu une expérience douloureuse. Mais il ne put se souvenir de qui il s'agissait.

— Je suis pressé, répondit Om. Je dois quitter ce pays au plus vite. C'est très important.

Il n'eut pas le temps de finir sa phrase que l'une des tiges s'engagea dans sa gâche en grinçant horriblement. « Quel est ce nouveau sortilège ? se demanda-t-il. »

Le garde eut un sourire mauvais.

— Je ne suis pas concerné par vos histoires. Et il semble que cette porte non plus !

« Ça y est ! se dit Om, je sais à qui il me fait penser ! Au Roi Rouge ! » La ressemblance était troublante. Om sentit les poils de ses bras se hérisser et un frisson de haine parcourir son dos.

La ressemblance du garde avec son ennemi passé le troublait profondément et son ton hautain n'arrangeait pas les choses. Peut-être était-il de la même famille ? Om fut envahi par une vague de ressentiment qu'il ne pouvait contrôler. Il avait conscience d'être emporté par son émotion. Et il s'efforçait désespérément de mettre en pratique ce qu'il avait appris. Mais la haine balayait ses tentatives comme des fétus de paille… Désemparé, il ne put que lancer :

— Laissez-moi sortir immédiatement, sinon…

Il réalisa immédiatement son erreur, mais c'était trop tard : le deuxième loquet se ferma avec le même bruit affreux que le précédent.

— Immédiatement ! siffla le garde. Voyez-vous cela ! À qui ai-je l'honneur ? Et il effectua une révérence intentionnellement grotesque.

Om lutta encore une fois de toutes ses forces contre lui-même. Mais il était profondément blessé par les propos du garde. Il ne put s'empêcher de répondre :

— À quelqu'un qui n'aurait aucun scrupule à corriger un voyou de votre genre !

Grincement immédiat du troisième verrou.

Le garde éclata de rire.

— À votre aise, mon bon Monsieur. Ici, ce n'est pas moi qui commande : c'est la porte elle-même. Et elle n'a pas l'air d'aimer beaucoup vos manières ! Un bon conseil : prenez un peu de temps pour réfléchir et revenez après. La porte sera peut-être de meilleure humeur !

Le sang d'Om ne fit qu'un tour. Comment ce simple soldat osait-il lui parler ainsi ? Il mit la main à son épée et voulut la sortir de son fourreau. Diablerie ! Elle refusait elle aussi de lui obéir et restait bien tenue dans son étui. Plus il tirait, plus elle résistait.

L'autre s'éloigna en riant.

— Ah, ah, on dirait que votre épée ne veut pas coopérer, elle non plus !

Om se sentit soudain honteux de lui-même. Il s'était comporté comme un fat et un prétentieux. Il réalisait que, hors de son pays, il n'avait pas le même pouvoir. Personne ne le craignait. Il n'obtenait par ses ordres et sa posture que des railleries. Par ailleurs, il était étonné de voir comme une simple ressemblance avait pu le mettre aussi rapidement dans un tel état.

Mais il y avait pire. Force était de constater qu'il s'était encore laissé aller à des réactions primaires, dictées par ses émotions. Il n'avait pas pensé une seule seconde à corriger ses perceptions erronées ou à revenir à sa respiration pour retrouver son calme.

« C'est allé trop vite, pensa-t-il. Je pourrai être dehors à présent si j'avais su m'y prendre. Au lieu de cela, je suis bloqué ici et le temps passe inexorablement. »

Il se souvint que le sage lui avait parlé d'une troisième méthode facile et douloureuse. Elle ne l'avait guère tenté de prime abord. Mais avait-il d'autres choix ?

« Je vais appeler le sage une nouvelle fois », se dit-il. Il était un peu inquiet, car il se souvenait des dernières paroles du sage : « Que je n'entende pas parler de toi avant longtemps ! »

Il décida de se débrouiller seul.

Il s'assit par terre, le dos appuyé à un bel arbre aux fleurs pourpres et flamboyantes. Il s'interrogea : « Quelle peut bien être cette troisième méthode, facile et douloureuse, qui ne fait pas diminuer la colère, mais qui permet quand même de rester maître de soi ? »

Perdu dans ses pensées, Om mit un peu de temps à réaliser qu'il n'était pas seul. Un drôle d'individu maigre et presque nu, à l'exception d'un pagne blanc qui lui entourait la taille, et d'un turban qui lui couvrait la tête était debout non loin de lui. Ses yeux noirs, intenses, semblaient lui manger tout le visage.

— Vous permettez ? demanda-t-il à Om aimablement.

— Je vous en prie, répondit Om rapidement.

L'homme déroula devant lui un tapis hérissé de petits clous pointus.

« Ce doit être un fakir, pensa Om piqué de curiosité. C'est une manie de ce pays de mettre des pointes partout. »

— Votre tapis, c'est un tapis perçant ? demanda-t-il, savourant intérieurement son jeu de mots.

Sans une parole, le fakir s'allongea sur son tapis. Intrigué Om s'approcha.

— Ce n'est pas trop douloureux ? demanda-t-il.

— Si ! répondit le fakir.

— Comment faites-vous alors ?

— Je supporte la douleur.

— À quoi ça sert ?

105

— C'est un entraînement !

— Un entraînement ?

— Oui. Je me prépare pour un concours de fakir qui a lieu le mois prochain. Voudrais-tu m'aider à me préparer ?

Om n'en avait pas très envie. Il avait un problème important à régler : trouver la troisième méthode douloureuse. Puis il se ravisa : « Après tout, pensa-t-il, ce fakir en connaît un rayon sur la douleur, si je l'aide, il me donnera peut-être quelques indications. »

— D'accord, déclara Om. Que faut-il faire ?

Le fakir sortit de son turban un arc miniature et un carquois minuscule qui comportait quatre fléchettes.

— Mon ami, demanda-t-il, es-tu un bon archer ?

— Je me débrouille, répondit Om.

— Alors, tu vas te placer à sept pas de moi et tirer ces flèches dans mon ventre.

— Mais ça va vous faire mal ! s'écria Om.

— Justement, répondit le fakir, c'est ça mon entraînement : supporter la douleur ! »

Om hésita un peu, puis il se plaça à sept pas et banda son arc. Le coup partit. La flèche vola et se planta dans le ventre du fakir.

— Bravo ! s'exclama celui-ci. Joli tir !

Puis avec un grand sourire, il arracha la flèche de son ventre.

— Allez, vas-y pour la deuxième. Mais tire quand même un peu plus fort ! J'ai un concours à préparer moi !

Om arma alors son arc un peu plus fort et décocha son trait. La flèche atteint encore le ventre et se planta un peu plus profondément.

— Bien visé ! dit le fakir, l'air ravi.

Encore une fois, il arracha la flèche en souriant. Il la posa calmement sur le sol, juste à côté de la première. Quelques gouttes de sang perlèrent de la blessure.

— Mais vous saignez ! s'inquiéta Om. Arrêtons ce jeu stupide !

— Hi, hi, dit le fakir, c'est vrai : ça saigne un peu ! Et il continua à rire.

« Il se moque de moi, pensa Om. On va bien voir s'il va continuer longtemps à rigoler. » Il arma son arc de toutes ses forces et tira. La flèche atteint le fakir en plein nombril. Il tressaillit.

— Hum, quand même ! dit le fakir avec un petit rictus.

Une troisième fois, il arracha la flèche et la posa à côté de lui avec un petit sourire.

— Mais ça ne vous fait rien ? demanda Om ébahi.

— Bien sûr que si ! répondit doucement le fakir. Mais il faut savoir ce qu'on veut. Recommence une dernière fois, mais cette fois, vise mon cœur.

« Il est fou, pensa Om, complètement fou ». Fasciné, il arma son arc une quatrième fois et visa le cœur. La flèche fusa. Au moment même où elle allait le frapper, le fakir, plus vif que l'éclair saisit la flèche au vol, et la posa à côté de lui en éclatant de rire : « Pas si fou que ça, mon ami ! »

Et comme un songe, il disparut, ne laissant sur le sol que son turban, ses babouches et les quatre fléchettes sagement alignées.

« C'est un cauchemar », se dit Om. Il se pinça pour s'assurer qu'il ne rêvait pas. Le turban, les babouches et les flèches étaient toujours là. « Ça doit être le soleil, se dit-il. J'ai trop marché et la fatigue me fait délirer. »

Et puis il se souvint de son peuple, du fleuve, du Roi Rouge et de sa mission.

« Il faut à tout prix que je trouve cette méthode douloureuse qui ne fait pas diminuer l'émotion et qui permet de… À moins que… se dit-il. Il s'approcha. Et si le fakir m'avait indiqué une piste ? ». Il se pencha et examina les flèches.

Soudain, tout s'éclaira. Il venait de comprendre en quoi consistait la méthode facile et douloureuse.

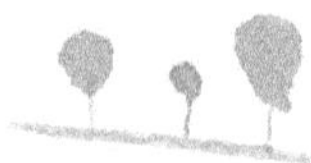

Pas très enthousiaste à l'idée de mettre en pratique ce qu'il venait d'apprendre, il se dirigea à nouveau vers la troisième porte.

Le garde était revenu.

— Pourriez-vous m'ouvrir cette porte, s'il vous plaît ?

— Sûrement pas ! Ce n'est pas mon boulot et je n'ai pas envie de me fatiguer pour rien.

Om reconnut rapidement la flèche qui venait de se planter dans son ventre. « Un refus avec des arguments ! » Mentalement, il imagina qu'il la retirait et la posait à côté de lui, comme le fakir l'avait fait avec les flèches réelles. « C'est supportable finalement. »

Après quelques secondes de silence, il répéta sa demande :

— Pourriez-vous m'ouvrir cette porte, s'il vous plaît ?

— Si tu continues à me demander ce que je viens de te refuser, je vais te flanquer une correction dont tu te souviendras.

— Touché ! pensa Om qui s'était pourtant préparé… une menace. Hum, un peu plus douloureux, quand même.

Il procéda à la même opération imaginaire d'enlever la flèche et résista à l'envie qui le saisit de menacer en retour. Pourtant il brûlait de lui dire : « Essaye donc ! Tu vas comprendre ta douleur ! »

Alors, il demanda une troisième fois :

— Pourriez-vous m'ouvrir cette porte, s'il vous plaît ?

La réponse du garde fusa :

— Vous êtes bouché ? Je vous ai dit que j'avais autre chose à faire ! On n'a pas idée d'être aussi têtu et sournois !

Cette fois, Om s'y attendait. Il reconnut immédiatement l'attaque personnelle. Il eut le temps mentalement de saisir la flèche avant qu'elle ne l'atteigne. « Hé, hé, pensa-t-il : bouché, têtu et sournois : trois attaques personnelles à la fois. Et j'ai réussi à m'en protéger et à ne pas riposter. Ça, c'est du bon travail ! »

Il voyait bien que son absence de réaction perturbait le garde. Ce dernier s'attendait à ce qu'Om déclenche les hostilités. Mais rien. Il demeurait assez tranquille, pas du tout agressif. Om ne donnait aucune prise à ses attaques.

Tout à coup, il le vit fondre de la tête au pied, comme de la cire que l'on aurait approchée d'une flamme. Quelques secondes plus tard, il ne restait plus qu'une flaque sur le sol. Om s'avança et ouvrit lui-même les trois verrous.

Il poussa la lourde porte en prenant bien garde de ne pas se blesser aux piques acérées.

De l'autre côté, il trouva un enfant qui semblait l'attendre. Il devait avoir cinq ou six ans, tout au plus. Il était habillé comme un pêcheur avec un pantalon bleu marine retroussé sur les chevilles et un débardeur rayé rouge et blanc. Ses cheveux étaient noirs et bouclés. Un grand sourire illuminait son visage. Il se tenait à l'ombre d'un prunier en fleurs. Derrière lui, Om pouvait voir se dessiner une haute barre rocheuse.

— Tiens Monsieur, lui dit-il d'une voix claire. Et il lui tendit une feuille de papier enroulée sur elle-même. C'est pour toi !

Om reçoit un message

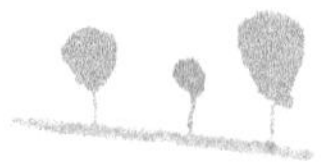

Une ficelle assez fruste était nouée autour du rouleau par une grosse boucle enfantine. Om la défit et déroula le papier ; c'était une lettre du sage !

Il la lut à haute voix.

Mon cher Om,

Si tu lis ces mots, c'est que tu as réussi à passer les trois épreuves du premier monde et que tu commences à maîtriser les trois méthodes pour apaiser tes émotions. Je t'en félicite.

Ce savoir-faire devra être utilisé chaque fois que nécessaire, c'est-à-dire souvent. Tu as compris qu'un univers sépare la théorie de la pratique. Plus tu pratiqueras, plus tu seras habile.

Si malgré tes efforts et ta diligence, tu te retrouvais débordé par ta colère, tu pourrais mettre en œuvre une quatrième technique, qui est celle du dernier recours. Elle consiste à ne rien dire sur le coup de la colère et à quitter les lieux du conflit le plus vite possible. Tais-toi et va-t'en. Pour que ton départ ne soit pas interprété comme un refus de dialogue, tu peux dire quelque chose comme : " j'ai trop d'émotions en moi en cet instant, je sens que je pourrais dire des choses qui dépasseraient ma pensée. Je vais aller me calmer et nous pourrons reprendre notre discussion un peu plus tard. D'accord ? "

Et puis quitte les lieux. Marche. La distance et le temps permettront à ta colère de s'apaiser.

Si les circonstances te l'autorisent, je t'invite à pratiquer pendant le temps de l'éloignement, la bienveillance avec toi-même. Prends soin de cette colère comme si elle était un petit enfant qui a besoin de bienveillance et d'attention. Et interroge-la avec douceur. Quelle est la souffrance qui en est la cause ? Que se passe-t-il pour toi en cet instant ?

Une fois que tu auras découvert la souffrance qui est à l'origine de ta colère, une douce compassion pour toi-même prendra sa place. Tu comprendras que ta colère n'avait pas à voir avec l'autre, mais uniquement avec toi, avec ton histoire. L'autre n'a fait que réveiller une souffrance endormie.

Tu vois, cela marche dans les deux sens : sa colère n'a rien à voir avec toi et ta colère n'a rien à voir avec lui. Le moment venu, tu pourras revenir vers lui, l'esprit apaisé, pour reprendre votre échange. Combien de temps faut-il ? Le calme revenu en ton cœur te l'indiquera.

Si les circonstances ne te permettent pas de prendre le temps suffisant, le simple fait d'avoir mis de la distance physique entre toi et lui t'apaisera en partie.

Voilà, tu peux maintenant continuer ton chemin. Il te sera indiqué par le porteur de cette lettre.

Qu'attends-tu ? File donc ! Tu n'as pas un instant à perdre.

Bonne chance !

PS J'espère que tu sais naviguer !

— Viens, Monsieur ! lui dit l'enfant en lui tendant la main.

La scène était si inattendue et l'enfant si charmant qu'Om ne put refuser. Il donna sa main au bambin. Celui-ci la serra bien fort et l'entraîna aussitôt sur un chemin escarpé qui menait vers un col entre deux sommets rocailleux.

Arrivé en haut, le petit garçon s'arrêta pour laisser Om contempler le paysage qui s'offrait à eux. La mer ! Une mer d'un bleu profond s'étendait devant eux.

— Comment t'appelles-tu ? demanda Om.

L'enfant désigna un village aux maisons bariolées au bord de l'eau.

— Viens, Monsieur ! dit-il. Et il l'entraîna vers le village. Il serrait sa main comme s'il tenait un trésor. Om était touché de cette intensité et regardait avec tendresse l'enfant marcher à côté de lui.

Ils furent bientôt aux premières maisons. Mais le garçon ne s'arrêta pas. Il continua à avancer en direction de la mer. Il était concentré et semblait savoir exactement où il menait Om.

— Comment t'appelles-tu ? tenta Om à nouveau.

— Voilà ! répondit l'enfant. Et il montra du doigt un ponton où une barque était amarrée. Il y a à boire et à manger pour deux jours. Tu dois partir demain matin à la première heure du jour et prendre la direction du soleil.

Om monta à bord et vérifia les équipements. Il trouva une voile, une paire de rames, un petit matelas et de la nourriture comme l'avait dit l'enfant. Des fruits, des légumes et du pain. Tout en continuant son inspection, il demanda :

— Et où dois-je me rendre ?

Sans réponse à sa question, il leva la tête : son petit pêcheur était parti. Il pouvait le voir à une cinquantaine de mètres : il tournait à l'angle d'une ruelle.

— Attends ! lui cria-t-il. Reviens ! Comment t'appelles-tu ?

En vain. L'enfant avait disparu. Une lourde tristesse s'abattit sur lui. Il s'allongea au fond de sa barque sur le matelas et s'endormit profondément.

Le lendemain, Om fut réveillé par le soleil levant. Une brise fraîche soufflait sur la mer. Il mangea quelques fruits et un morceau de pain. Il se sentait en pleine forme et avait hâte de reprendre son voyage. Il sortit du port à la rame. L'exercice physique lui fit du bien. Puis il hissa la voile blanche. Elle se gonfla instantanément et joyeusement.

Il prit la direction du soleil levant.

Troisième monde

Om apprend à gérer les émotions des autres

Om découvre son talent pour aggraver les émotions des autres

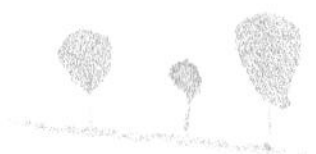

Om navigua ainsi, en suivant son cap, sans trop savoir où il devait aller. Il rencontrait sur son chemin de petites îles charmantes où il aurait eu plaisir à s'arrêter. Mais il pensait à son peuple.

« Si j'ai de la nourriture pour deux jours, c'est sans doute que je dois naviguer pendant deux jours. Je verrais bien alors où je serai rendu » se dit-il.

Deux jours plus tard, alors qu'il était en train de finir sa dernière bouchée de pain, une grande île se dessina au loin, droit devant. « Voici peut-être ma destination ! » se dit-il avec plaisir.

Il en avait assez de cette navigation aveugle, du soleil brûlant et de la solitude.

Quand il fut près de l'île, il navigua avec adresse entre les rochers qui bordaient l'entrée d'un petit port et dirigea son bateau vers le seul quai qui se trouvait là. Il faisait une chaleur écrasante. Le port était vide. Pas âme qui vive.

« Sans doute à cause de la chaleur, pensa Om. En tout cas, je vais pouvoir accoster tranquillement. » Ce qu'il fit sans difficulté. Il décida d'amarrer sa barque à un anneau accroché sur le quai.

À peine eut-il mis le pied à terre qu'un individu de petite taille, sorti d'on ne sait où, l'interpella :

— Non, non, vous ne pouvez pas laisser votre barque ici ! Et il faisait non avec le doigt des deux mains à la fois. Ce qui n'est pas facile sauf si on le fait en sens inverse.

— Mais ce n'est pas ma barque ! dit Om. Et je ne compte pas rester longtemps.

— Je ne veux pas le savoir ! répondit le petit homme qui gonflait le torse et était devenu tout rouge. Ce qui est plus facile à faire les deux ensembles.

Om l'examina : il portait une casquette de marin, un débardeur troué et un pantalon de toile bleue qui déteignait sur ses pieds.

—Un compatriote ! pensa Om en pleine confusion. Les choses vont s'arranger. Vous venez du Pays Bleu ? demanda-t-il.

— Qu'est-ce qu'il me raconte, celui-là ? Pays Bleu ? Vous vous moquez de moi ?

— Pas du tout ! répondit Om.

— Écoutez, petit impertinent, je suis le gardien du port et je vous donne l'ordre de remonter immédiatement dans votre bateau ou je vous fais arrêter !

« Hum, pensa Om, attaque personnelle et menace, directe-ment, sans passer par les arguments. Ça existe donc ! »

Il porta son attention sur sa respiration quelques instants. Puis très tranquillement, il lui dit :

— Du calme, voyons !

L'autre devint encore plus rouge et se mit à gesticuler :

— Vous êtes sourd ou quoi ? Je vous ai dit de ne pas rester ici !

Om réussit à garder son sang-froid :

— Mais calmez-vous, Monsieur, répondit-il.

— Me calmer, s'emporta le type ? Il avait saisi un gros bâton…

— Mais oui, calmez-vous, on n'a pas idée de se mettre dans tous ses états pour si peu !

L'autre devint violet, leva son bâton et fracassa le bateau d'Om qui coula aussi sec. Si l'on peut dire.

— Ben voilà, dit Om calmement, le problème est résolu. Ce n'était pas la peine de vous énerver.

Le gardien se retourna vers lui et hurla :

— Je ne m'énerve pas ! Je fais respecter la loi !

Et il se précipita sur Om le bâton levé. Om ne dut son salut qu'à une retraite rapide en direction d'un bois en bordure du port. Il s'arrêta tout essoufflé à l'abri d'un buisson. « Ouf, je crois bien que je l'ai semé », se dit-il.

Il s'assit à même le sol et se mit à réfléchir : « Il est clair que garder mon calme est une bonne chose. Mais cela ne suffit pas. Il me faut aussi apprendre l'art de calmer les autres. C'est sans doute la deuxième initiation que je vais recevoir. Je comprends bien que c'est nécessaire. Comment pourraient-ils m'entendre et me comprendre s'ils sont sous l'emprise de l'émotion ? Je l'ai bien vu avec le petit bonhomme rouge, il n'écoutait rien de ce que je lui disais… Il me faut bien reconnaître que je m'y suis pris comme un manche : chaque chose que j'ai tentée pour le calmer n'a fait que l'exciter davantage ! »

Il revoyait l'individu devenir de plus en plus rouge, chaque fois qu'il avait tenté d'arranger les choses.

Il hésita longuement à craquer sa quatrième allumette… Puis il se décida. Avec précaution, il ouvrit la boîte, saisit une allumette et la frotta contre le grattoir. La flamme jaillit.

« Heureusement ! » pensa-t-il.

Mais après quelques minutes, le sage n'était toujours pas apparu. « J'espère qu'il ne lui est rien arrivé, pensa-t-il. Je serais dans de beaux draps ! »

Il continua à attendre. Rien. Pas la moindre abeille au vrombissement doré. Soudain, Om entendit un bruissement de feuillage juste derrière lui. Il se retourna et vit un joli chien noir, de taille moyenne, aux yeux vifs et amicaux.

Om se fait un ami

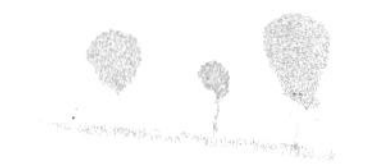

— C'est vous ? demanda Om. Vous m'avez fait peur !

Mais le chien continua à le regarder de ses yeux vifs et amicaux.

— Allez ! dit Om. Transformez-vous ! J'ai besoin que vous m'enseigniez l'art de calmer les émotions des autres. Il en va de la vie de mon peuple !

Mais le chien continua à le regarder de ses yeux vifs et amicaux.

« Après tout, pensa Om, ce n'est sans doute qu'un chien errant, un peu perdu comme moi et qui cherche de l'affection »… Il lui caressa la tête. Le chien remua la queue de contentement.

Tout d'un coup, l'animal tourna la tête et se mit à aboyer en direction d'un groupe d'enfants qui s'approchaient du buisson.

— Chut ! dit Om. Tais-toi ! Tu vas nous faire repérer !

Il tourna sa tête vers Om avec une incompréhension angoissée dans le regard. Et il se mit à aboyer encore plus fort.

— Mais tais-toi donc ! pesta Om. Tu es vraiment pénible !

Nouveau regard angoissé du chien qui se remit à aboyer encore plus fort.

— Tu es stupide, ou quoi ? Je t'ai dit de te taire ! Et il leva la main comme s'il allait le frapper.

Regard encore plus angoissé de l'animal qui se remit à aboyer nerveusement. Les enfants sans doute un peu effrayés finirent par s'en aller. Om le regarda.

— Toi, tu es vraiment plus bête que nature ! Plus je te dis de te taire et plus tu aboies !

Il se tut et réfléchit… « Cela me rappelle quelque chose que j'ai vécu récemment. Mais quoi ? »

Il passa en revue ce qu'il venait de vivre. Soudain : « Mais oui ! C'est exactement comme le gardien du port. Plus je lui disais de se calmer, et plus il se mettait en colère ! Je devrais essayer une autre stratégie, pensa-t-il. Mais laquelle ? »

À cet instant, il entendit un bruit de galop. Un cheval apparu au détour du chemin. Il était monté par le vieux sage. Arrivé devant le buisson, il mit pied à terre et s'approcha.

— Vraiment désolé, lui dit-il, j'avais des choses importantes à terminer.

Et il sourit malicieusement. Om était sûr qu'il avait fait exprès d'arriver en retard.

Les deux pièges

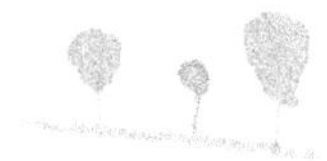

— Quel est ton problème ? demanda le sage.

Om raconta l'histoire du bateau et de la colère du gardien qui augmentait chaque fois qu'il disait quelque chose pour le calmer.

— Ainsi, dit le vieux sage, tu as besoin d'apprendre l'art d'apaiser l'émotion des autres ? Je veux bien te l'enseigner, mais je vais avoir besoin de toute ton attention.

À cet instant, le chien se remit à aboyer. Deux hommes passaient à une vingtaine de mètres du buisson. Avant qu'Om ait eu le temps d'intervenir, le sage lui dit d'un ton approbateur : « Bon chien de garde ! Tu veux nous avertir qu'il y a des gens là… C'est bien, le chien, merci ! »

Immédiatement, l'animal se tut et s'approcha du sage la queue frétillante. Celui-ci lui caressa la tête affectueusement et répéta : « Bon chien de garde, bon chien de garde ». Le chien était tranquille et apaisé.

— Ça alors, dit Om. Comment avez-vous fait ? Vous avez un truc ? Allez-vous me l'enseigner ?

— Oui, dit le sage, c'est ce que je vais t'enseigner.

— S'agit-il d'une formule magique ? D'une passe magnétique ? D'un regard hypnotiseur ? Je veux ce pouvoir ! s'exclama Om.

— Qu'aurais-tu dit à ma place ?

— Tais-toi !

— Est-ce que cela fonctionne ?

— Non, c'est ce que j'ai fait avant votre arrivée et il a aboyé encore plus fort.

— Voilà. Et que dis-tu spontanément à quelqu'un qui est en colère ?

— Calme-toi ! répondit Om aussitôt.

— C'est cela, dit le sage. Est-ce que ces mots apaisent ou bien aggravent les choses ?

— Ils les aggravent ! dit Om en revoyant la scène avec le gardien du port.

— Que dit-on spontanément à quelqu'un qui a peur, qui est triste ou qui est déçu ? continua le sage.

— Eh bien, n'aie pas peur ou ne sois pas triste ou c'est pas grave ! dit Om.

— Oui ! dit le sage. Est-ce que cela fonctionne ?

— Non, reconnut Om. Au contraire.

— Bravo ! répondit le sage. Pour apaiser les émotions des autres, nous les controns. Et ça ne fait que les exacerber parce que les émotions sont de l'énergie répondit le sage. Et plus on s'oppose à l'énergie, plus elle augmente.

— Un peu comme lorsqu'on construit un barrage sur un fleuve ? demanda Om.

— Exactement, répondit le sage, si on empêche l'écoulement de l'eau, la pression sur le barrage augmente considérablement.

— Je commence à comprendre, dit Om… Mais alors que faire ?

— D'abord constater ta tendance à contrer : « calme-toi », « n'aie pas peur », « ne sois pas triste »… Ces réflexes sont presque irrésistibles.

— D'accord mais alors quel est votre secret, s'impatienta Om…

— Nous avons un autre réflexe malheureux, continua le sage imperturbable. Souviens-toi de ce que tu as dit au gardien du port…

— Oui, dit Om, je lui ai dit calmez-vous et on n'a pas idée de se mettre dans un tel état pour si peu de chose !

— Bref, tu contres et en prime, tu critiques son émotion. Tu lui dis qu'il a tort de ressentir ce qu'il ressent.

— Oui, dit Om. Je le pense vraiment !

— Quel a été le résultat ? demanda le sage.

— Il est devenu fou ! Il a pris un gros bâton et a fracassé mon bateau !

— Contrer et juger ne marchent jamais, commenta le sage. Au contraire, cela aggrave les choses. Et pourtant, c'est ce que tout le monde fait avec une intention d'apaisement.

Om resta un moment à réfléchir à ce que venait de lui révéler le sage. Mais il y avait quelque chose qui lui échappait…

Om s'initie à la « non-action »

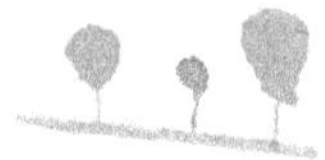

— Mais alors que faire ? recommença Om.

— Rien ! dit le sage.

— Rien ? répéta Om, incrédule.

— Oui, confirma le sage : rien. Ou plus exactement, ne fais pas ce que tu as l'habitude de faire. Autrement dit : ne contre pas et ne juge pas. Même si tu en brûles d'envie.

— Ne pas contrer et ne pas juger ? C'est tout ? Mais ce n'est pas une action !

— Tu as compris : c'est une *non-action*, un *ne pas faire*.

— C'est impossible ! Cela ne peut pas marcher !

— Si, car en ne faisant rien tu envoies un message ! Le message : « Je ne vous contre pas et ne vous juge pas ». C'est une déclaration de paix. Ou plutôt une déclaration de *non-guerre*.

— Une déclaration de *non-guerre*, ça ne veut rien dire ! s'emporta Om. Comment voulez-vous que j'apprenne à calmer les émotions des autres en ne faisant rien ? Donnez-moi quelque chose que je puisse faire ou dire et qui ne soit pas une opposition ou un jugement !

— D'accord, dit le sage. Puisque tu veux faire quelque chose, tu vas prononcer un mot. Un mot qui a le pouvoir d'apaiser l'émotion des autres.

— Un mot ? dit Om subitement tout excité. Il existe un mot qui calme les autres ? Dites-le-moi donc ! C'est une formule magique comme abracadabra ?

— Presque. Mais avant que je t'initie à ce mot, il faut que tu répondes à cette question : quel est le mot le plus simple qui symbolise le mieux l'acte de contrer, de s'opposer ?

— Non ? proposa Om.

— C'est cela dit le sage. Et quel est le contraire de non ?

— Oui, dit Om qui ne cachait plus son agacement.

— C'est ça. Tu vas dire oui ou, en fonction des circonstances, d'accord, bon, bien, je comprends. L'important est de signifier à l'autre que tu ne vas pas combattre son émotion ni le juger.

— Et ça marche vraiment ? demanda Om un peu incrédule.

— Oui, affirma le sage. Mais il y a deux conditions. La première est que ton *oui* ne soit pas une capitulation ou un renoncement. Ton *oui* est un constat accueillant. *Oui*, je vois que vous n'êtes pas d'accord avec moi. *Oui*, vous êtes en colère et vous avez sûrement de bonnes raisons pour ça. *Oui*, je suis prêt à en parler avec vous et à voir comment je peux respecter vos besoins.

— Tout cela dans un seul mot ?

— Oui. Le pouvoir du *oui* n'est pas tant dans le mot lui-même que dans l'attitude qui le sous-tend. Plus tu adoptes cette attitude d'ouverture, plus tu seras efficace pour apaiser ton interlocuteur.

— L'attitude, c'est accepter le fait qu'il ne soit pas d'accord et accepter son émotion ?

— Oui. On peut le dire comme cela. Ou mieux : accueillir. Mais ces mots nous suggèrent qu'il y aurait quelque chose de particulier à faire alors qu'il s'agit de *ne pas faire*. C'est pourquoi je préfère dire *ne pas contrer, ne pas juger*. Mais peu importent les mots, c'est l'attitude qui compte.

— D'accord, mais si je ne suis pas dans cette attitude ?

— Alors, dis *oui* quand même. Ça te fera un peu bizarre au début, mais plus tu pratiqueras, plus ton attitude intérieure s'alignera sur le mot. Et plus tu seras efficace. C'est un cercle vertueux. Si tu as du mal, dis *oui*, comme si tu disais *bienvenue* à un ami. Pense *bienvenue* et dit *oui*. Ça te fera sentir ce que je veux dire.

Om resta silencieux un long moment.

— Et la deuxième condition, reprit-il ?

— La sincérité. Le maître du maître du maître de mon maître disait : « La sincérité est l'habileté suprême ». Plus ton *oui* est sincère, plus il a de pouvoir.

— Pardon de me répéter, dit Om, mais si je ne suis pas vraiment sincère ?

— Tu feras de ton mieux. Sois le plus sincère possible. Avec la pratique, les résultats viendront. Avec la réussite, la confiance et la sincérité se mettront en place progressivement.

— Faites-moi pratiquer un peu, demanda Om tout excité. Je crois que j'ai compris !

— Sûrement pas ! coupa brusquement le vieux sage. Il n'en est pas question !

— Mais calmez-vous ! dit Om très surpris, je ne voulais pas vous fâcher. Pourquoi prenez-vous la mouche ainsi ?

Le sage éclata de rire.

— Tu vois, Om : les vieux réflexes !

Et il rit de plus belle. Om compris qu'il s'était fait berner une fois de plus. Vexé, il décida de tendre lui aussi un piège à son maître. Il n'eut pas à se forcer beaucoup pour se mettre en colère.

— Puisque vous vous moquez de moi dit-il, je refuse de continuer cette initiation ridicule. Je suis un Roi et jamais personne ne s'est conduit de la sorte avec moi !

Le sage le regarda avec bienveillance et resta silencieux.

— Ben quoi ? dit Om décontenancé. C'est vrai à la fin. Ça commence à bien faire !

Le sage continua à le regarder avec bienveillance. Om aurait préféré qu'il réplique ou qu'il s'agace un peu qu'il puisse lui répondre quelque chose de bien senti. Il avait la désagréable impression de vouloir enfoncer un mur inexistant.

Dans une dernière tentative de déstabilisation, il lança :

— Laissez-moi maintenant !

Mais l'autre continua à le regarder avec bienveillance et lui dit doucement :

— Je comprends.

Om était désemparé. Après un moment de silence, le sage ajouta :

— Cet enseignement est difficile, je te mets à rude épreuve. Tu as besoin de te reposer et de repenser à tout cela. Il est bien normal que tu sois excédé.

— C'est vrai… dit Om soulagé. Toute sa colère avait disparu. Il se sentait entendu, compris, respecté.

— Ça alors ! Ça marche vraiment. Je ne l'aurais jamais cru… mais c'est quand même plus facile à dire qu'à faire !

— Garde courage. Tu es valeureux et tu sauras tirer profit de cet enseignement. Tu n'as effectué que le tiers de ton parcours, mais tu as été initié au plus difficile : *ne pas prendre personnellement et ne pas contrer, ne pas juger.* Tu auras l'occasion de pratiquer l'art de calmer les autres sur le chemin de ton initiation.

Un pouvoir étrange

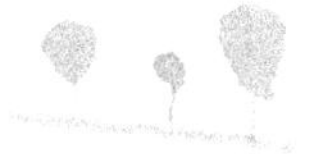

Il te faut maintenant quitter cet endroit et continuer ton voyage, dit le sage.

— Pour aller où ? demanda Om angoissé. Et comment quitter cette île ? Mon bateau a été détruit par un fou furieux !

— Suis-moi ! dit le vieux sage qui se leva et se mit à marcher en direction du port.

Om n'était pas très rassuré : il n'avait pas du tout envie de se retrouver nez à nez avec l'homme qui l'avait poursuivi avec son bâton. Néanmoins, il obtempéra.

Une fois sur le bord du quai, ses craintes se trouvèrent confirmées : l'homme était là, comme s'il n'attendait que lui. Il se leva du petit banc sur lequel il était assis et s'avança vers eux en gesticulant. Om s'arrêta net. Le sage continua à marcher en direction de l'homme. Lorsqu'ils furent face à face, Om vit que le gardien continuait à gesticuler et qu'il s'était mis à parler avec colère au sage, tout en désignant Om du doigt. Om comprit que l'homme n'avait rien oublié des événements du matin. Il ferait mieux de déguerpir au plus vite !

Mais pouvait-il laisser son ami seul, face à ce dangereux individu ? Il attendit et s'aperçut alors que l'homme ne gesticulait plus et que le volume de sa voix avait nettement diminué. Om le vit lever les sourcils puis sourire. Voilà maintenant qu'il se mettait à rire et le vieux sage aussi. Et voici qu'ils s'éloignaient, bras dessus, bras dessous en direction du quai, en devisant comme de vieux amis.

Om était stupéfait. Comment un tel revirement d'attitude était-il possible ? Comment le vieil homme s'y était-il pris ? Om constata avec découragement qu'il avait encore beaucoup à apprendre. Abattu, il s'assit à même le sol et se laissa aller à sa tristesse.

Quelques instants plus tard, il vit réapparaître son ami. Un grand sourire illuminait son visage.

— En route ! lui dit-il. Je t'ai trouvé un bateau. Un beau bateau.

Et il entraîna Om au bout du quai. Plusieurs navires y étaient amarrés. Il grimpa dans l'un d'eux : un beau boutre aux couleurs vives.

— Et voilà ! dit le sage : ce bateau est à toi pour trois jours. Tu vas partir sur-le-champ. Tu mettras le cap à l'ouest et si les vents te sont favorables, tu atteindras après-demain le lieu de ta troisième initiation. Garde bien ton cap, quels que soient les vents ou les tempêtes, et tu atteindras ta destination : un petit port de pêcheurs aux maisons blanches et bleues du nom de Kaistion. Tu le reconnaîtras facilement : il est situé au bas d'un énorme pic rocheux en forme de tête de chien. Méfie-toi : le chenal d'accès est étroit et bordé de récifs. Une fois arrivé, demande à parler au gardien du port. Le bateau est à lui. Il te sera reconnaissant de le lui avoir amené. Mais fais en sorte qu'il arrive en bon état. Il tient à son bateau comme à la prunelle de ses yeux et ne te pardonnerait pas de le lui avoir abîmé !

Om était stupéfait :

— Mais comment connaissez-vous cet homme ?

— Je ne le connais pas.

— Mais comment savez-vous que ce bateau est à quelqu'un que vous ne connaissez pas et qu'il attend que je le lui ramène ? Qu'est-ce que c'est que cette histoire ?

— Hé, hé ! répondit le sage, ça, c'est mon secret : savoir obtenir les bonnes informations au bon moment. Vois-tu, Om, le propriétaire du bateau, un certain Gran Zarboutan est le frère cadet de l'homme charmant avec lequel je parlai tout à l'heure. Il m'a un peu raconté sa vie. Ce bateau appartenait à son père qui est décédé il y a presque un an. Dans son testament, le père a légué sa maison à son fils aîné et le bateau à son fils cadet. À charge pour le fils aîné, favorisé par le testament, d'amener le bateau au frère cadet avant qu'une année ne se soit écoulée. Faute de quoi, l'héritage s'inverserait : la maison au cadet et le bateau au plus âgé. Or, comme notre ami est gardien du port, il ne peut quitter son poste. C'est dire le fier service que tu lui rends.

— C'est une histoire un peu bizarre. Comment avez-vous fait pour qu'il vous fasse toutes ces confidences ? Il semblait plutôt vouloir nous jeter tous les deux à la mer, plutôt que de raconter sa vie !

— Hé ! hé ! dit le vieux sage en souriant malicieusement, tu le découvriras bientôt : c'est l'objet de ta prochaine initiation. Ne perds pas de temps, mets-toi en route. Et souviens-toi de deux choses : tu as trois jours pour arriver et maintien ton cap à l'ouest ! Ah oui, j'oubliais : voici quelque chose qui te sera très utile.

Il sortit d'un cabas posé sur le pont un énorme coquillage en forme de spirale.

— Qu'est-ce que c'est ? demanda Om.

Le sage ne répondit pas. Il s'approcha d'Om et plaça l'ouverture du coquillage près de son oreille.

— Écoute ! lui dit-il.

Tout d'abord, Om n'entendit rien d'autre que le son de la mer, comme avec n'importe quel coquillage.

— Tourne-le vers le port, indiqua le sage.

Om s'exécuta. Soudainement, à sa grande surprise, il perçut des bruits de conversations. En changeant l'orientation du coquillage et en se concentrant un peu, il pouvait entendre les paroles prononcées par des gens qui se trouvaient à plusieurs centaines de mètres. Là, un commerçant qui négociait avec un client le prix d'une jarre d'huile ; là, un couple qui se disputait ; là, deux vieilles personnes qui bavardaient tranquillement sur un banc…

— Incroyable ! s'émerveilla Om. J'entends tout comme si je n'étais qu'à quelques pas d'eux !

— Oui dit le sage. Les marins de cette région s'en servent pour communiquer entre eux. Bien utile pour demander de l'aide ou en cas de brouillard pour éviter les collisions.

Allons, ne tarde pas, mets-toi en route. J'espère que cette fois, tu n'auras pas à faire appel à moi. Ta réserve d'allumettes n'est pas infinie. Utilise-la à bon escient…

À peine eut-il fini sa phrase qu'il tourna les talons, descendit du bateau et s'éloigna à grandes enjambées.

« Quel drôle de bonhomme ! Et quel drôle d'instrument ! » se dit Om en contemplant rêveusement le gros coquillage. Il pensait à son pays et à l'usage qu'il pourrait en faire pour entendre ce que les gens du Pays Rouge se disaient de l'autre côté du fleuve. Bien pratique pour connaître les intentions de ses ennemis…

Il prépara rapidement son navire et largua les amarres. La voile du boutre se gonfla joyeusement. Le vent était soutenu, sans être violent. Om respira avec satisfaction. Il était bon marin et adorait naviguer.

Sitôt sorti du port, il mit le cap vers le soleil couchant.

Quatrième monde

Om apprend à découvrir les « oui » cachés derrière les « non »

Om met les voiles

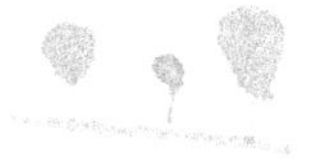

Il était déjà bien éloigné des côtes lorsqu'il entendit un gémissement qui provenait de l'intérieur de la cabine. Il ouvrit la porte et se trouva nez à truffe avec le chien du port.

— Mais que fais-tu là ? dit Om, mi-en colère, mi-amusé.

— Mourf ! répondit le chien.

— C'est malin dit Om. De toute façon, il est trop tard pour faire demi-tour. Tu me tiendras compagnie pendant cette traversée. Ça tombe bien : je n'aime pas être seul trop longtemps.

— Mourf ! confirma le chien.

La météo était clémente et le navire filait à vive allure. Tout en surveillant le réglage de ses voiles et en prenant bien soin de ne pas dévier de la route que lui avait indiquée le vieux sage, Om repensait à ce qu'il venait de vivre.

« Par quel tour de passe-passe le vieux sage était-il parvenu à obtenir le prêt de ce bateau ? Bien sûr, il y avait l'histoire de l'héritage et cette coïncidence très heureuse du frère qui attendait son bateau, mais comment s'y était-il pris pour que le gardien du port lui raconte son histoire ? Comment avait-il obtenu si vite la confiance de cet individu ombrageux ? Comment avait-il réussi à lui faire dire exactement les choses dont il avait besoin ? » C'était un mystère qu'Om avait bien du mal à élucider.

Trois jours passèrent. Om était bien content d'avoir le chien avec lui. L'animal était de bonne compagnie et il lui rappelait le deuxième enseignement du sage pour calmer la colère des autres.

« C'est curieux, pensait-il, pour l'instant, les deux enseignements que j'ai reçus concernent l'art de calmer les émotions : les miennes d'abord, puis celles des autres. Et dans les deux cas, il ne s'agit pas tant d'apprendre à faire quelque chose de particulier que de *ne pas faire* quelque chose. »

Ne pas prendre personnellement et *ne pas contrer, ne pas juger*, se dit-il à voix haute pour bien s'en imprégner.

Soudain, il réalisa qu'une brume épaisse commençait à entourer son navire.

Bien vite, la visibilité s'était réduite de façon préoccupante. Om distinguait maintenant à peine la proue de son bateau.

Il se souvint des mots du sage : « Garde ton cap à l'ouest ». Om n'était quand même pas rassuré. À plusieurs reprises, au cours de la traversée, il avait croisé la route de gros bateaux. Il décida d'allumer son feu de proue afin de se rendre plus visible et d'éviter les collisions.

Les minutes s'écoulaient dans une tension palpable. Le chien poussait de temps en temps de petits gémissements craintifs. Tout d'un coup, Om aperçut droit devant lui, à une distance difficile à évaluer, le feu de proue d'un navire qui faisait route vers lui.

Om se frotte à plus fort que lui

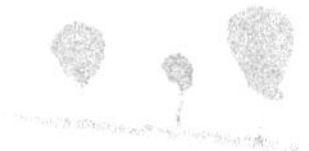

Om hésita quelques instants sur la conduite à tenir. Il était décidé à ne pas dévier de sa route. « En même temps, se disait-il, je serai bien avancé si ce bateau me percute et que je me retrouve au fond de l'eau ! » Il se souvint du coquillage. « J'espère que l'autre navire est équipé et qu'il est à l'écoute ! » pria-t-il.

Il pointa l'ingénieux appareil droit devant lui et dit :

— Ohé, du bateau ! Je fais route dans votre direction et si vous ne changez pas de cap, nous allons entrer en collision ! Veuillez manœuvrer, je vous prie.

Il n'eut pas longtemps à attendre. Quelqu'un lui répondait.

— Ohé, du bateau !

Son cœur bondit dans sa poitrine. Mais sa joie fut de courte durée. La voix continua :

— Négatif. C'est vous qui devez changer de cap. Sans quoi nous allons entrer en collision.

« Mais il ne comprend pas ! se dit Om. Je ne veux pas changer de cap ! » Il répéta :

— Je me trouve juste en face de vous et je fais route vers vous. Je ne peux pas changer de cap sous peine de perdre ma navigation. Je vous demande de respecter les règles de mer et de prendre un cap plus au nord !

— Impossible, répondit la voix. C'est à vous de changer de cap. Dans votre intérêt, je vous conseille fortement de prendre un cap plus au sud.

— Je ne peux pas changer de cap ! répéta Om calmement. Je suis en mission pour le Pays Bleu. Je suis le Roi Bleu, et, en tant que tel, j'ai priorité absolue sur tout autre navire. Je vous ordonne de changer de cap !

— Négatif, répondit, imperturbable, la voix dans le coquillage. Il ne s'agit pas de priorité. D'ailleurs, nous ne sommes pas dans le Pays Bleu. Ici, c'est moi qui ai autorité. Je vous ordonne de changer de cap.

— Je vous préviens, je suis un navire de guerre, j'ai 50 hommes avec moi lourdement armés. Je vous conseille vivement de changer de cap.

— Changez de cap et vite, sinon c'est vous qui allez avoir de gros ennuis !

Om ne savait plus que faire. Il était resté assez calme, l'autre aussi. Il ne s'agissait pas cette fois d'un manque de contrôle émotionnel. Quel comportement adopter ? Le feu se rapprochait. Le chien se mit à aboyer nerveusement.

— Ne complique pas les choses ! lui dit-il, c'est déjà assez difficile comme ça !

À cet instant, Om entendit le chien lui dire : « Demande-lui pourquoi il n'est pas d'accord. »

— Inutile, répondit Om sans même se rendre compte que le chien lui avait parlé. Selon les conventions du Conseil des Royaumes, seul le Roi de ce pays pourrait avoir priorité sur moi. Et je ne vois vraiment pas ce qu'un Roi pourrait faire ici à une heure pareille. Ce ne peut être le Roi. Ce navire doit donc me laisser le passage !

Et il répéta dans le coquillage :

— Changez de cap immédiatement !

Om entendit alors le chien répéter : « Demande-lui pourquoi il n'est pas d'accord. »

Om réalisa que le chien parlait. Il crut qu'il avait perdu la raison. Il se tourna vers lui :

— Tu parles ?

— Mourf ! répondit le chien.

Complètement déboussolé, c'est le cas de le dire, Om décida de suivre les conseils délirants du chien et s'entendit, comme dans un rêve, dire dans le coquillage, d'une voix mal assurée :

— Pourquoi ne voulez-vous pas changer de cap ?

— Parce que je suis le gardien du phare et je vous parle depuis le phare. Si vous continuez à ce cap vous allez vous fracasser sur les récifs !

Instantanément, Om réalisa sa méprise. De gros rochers se dressaient devant lui à quelques dizaines de mètres. Il tourna violemment le gouvernail et les évita de justesse.

Il reprit le coquillage et dit :

— Je crois que je suis perdu et j'ai besoin de votre aide. En fait, je suis seul et pas du tout armé. Pourriez-vous me dire comment je peux rejoindre le port de Kaistion ?

— Je suis là pour ça, répondit le gardien du phare. Vous êtes pratiquement arrivé. Continuez cinq miles, cap au sud, puis prenez un cap ouest. Le port se trouvera à deux miles devant vous !

— Merci ! répondit Om, honteux, et confus.

Quelques instants plus tard, il se trouva amarré au port et poussa un soupir de soulagement.

— Nous l'avons échappé belle ! dit-il à haute voix.

— Mourf ! approuva le chien.

Le secret du Grand Yu

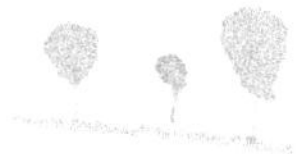

Le repos d'Om fut de courte durée. À l'autre bout du quai, il vit un homme qui s'approchait à vive allure, l'air décidé. Il était trapu et rougeaud. Son gros ventre débordait de son débardeur rayé bleu et blanc. Om reconnut le gardien du port qu'il avait quitté trois jours auparavant. « Que diable fait-il là ? » se demanda-t-il, stupéfait.

— Bonjour ! lança l'homme d'un ton joyeux

— Bonjour, répondit Om méfiant.

— Alors comme ça, on se dispute avec le phare du port ? On lui demande de changer de cap ? Ha, ha, c'est la meilleure ! Toute la ville ne parle que de ça ! Ha, ha ! « Changez de cap, je suis lourdement armé » ! Ha, ha ! Quelle blague !

— Mais je croyais qu'il s'agissait d'un autre navire, se justifia Om, vexé. Avec le brouillard, je ne pouvais pas savoir qu'il s'agissait d'un phare !

L'homme éclata de rire :

— Bien sûr, vous ne pouviez pas le savoir !

— Qu'y a-t-il de si drôle ? dit Om nerveusement. Et que faites-vous ici ? Je croyais que vous ne deviez quitter votre poste sous aucun prétexte !

— Quitter mon poste ! Elle est bien bonne ! répliqua l'homme hilare

— Ça suffit ! lança Om. Cessez de vous moquer de moi !

— Tu as raison, dit l'homme en changeant brusquement de ton. Ce n'est pas très charitable. Et pas très correct, car j'ai une dette envers toi !

— Une dette ?

— Je vais t'expliquer, dit l'homme. Mais viens avec moi, allons d'abord boire un verre pour fêter ton arrivée et éclairer ta lanterne. À propos, je m'appelle Gran Zarboutan. Mais tu peux m'appeler simplement Zazar.

— Moi, je suis Sa Majesté le Roi Bleu, dit Om. Mais vous pouvez m'appeler simplement Om.

Zazar entraîna Om dans un dédale de ruelles blanches et ensoleillées jusqu'à une maison de pêcheur qui dominait le port.

— C'est chez moi ! déclara l'homme. Assieds-toi ! Et il désigna une petite chaise de paille. Il posa deux verres sur la table, sortit une bouteille d'eau-de-vie et prit place en face d'Om.

— Tout d'abord lui dit-il, je ne suis pas celui que tu crois, mais son frère. Cela fait un an que j'attends l'héritage de mon père : ce boutre magnifique avec lequel nous allions lui et moi pêcher chaque matin. Je n'avais qu'une crainte : que mon ombrageux frère aîné ne trouve pas le moyen de me le faire parvenir. J'y tiens comme à la prunelle de mes yeux. Son visage s'assombrit soudain. Quand je pense que par pur entêtement, tu as failli le fracasser sur les récifs ! Je te l'aurais fait payer cher, tu peux me croire !

Om but une gorgée d'alcool pour se rassurer.

— Décidément, c'est de famille ! dit-il.

— Ha, ha ! répondit Zazar, oui, oui c'est de famille ! On a le sang chaud chez nous ! Mais nous ne sommes pas rancuniers.

Et nous sommes toujours prêts à aider qui en a besoin. Mais assez parlé de ma famille. Parle-moi un peu de toi. Quelle est ton histoire ?

Alors Om raconta tout. La guerre entre le Pays Rouge et le Pays Bleu, son père, le vieux sage et son voyage d'initiation pour apprendre l'art de résoudre les désaccords et les conflits. Il raconta les deux premières étapes de son parcours, les moines dans la montagne, le fakir, les murs qui grandissaient, le bateau fracassé, la fuite, la rencontre avec le chien.

L'homme écoutait avec un intérêt grandissant. Ses yeux pétillaient. Et lorsqu'Om s'arrêtait de parler pour reprendre son souffle, il se servait un nouveau verre d'eau-de-vie et le vidait d'un trait.

Quand Om exposait en détail les enseignements du vieux sage, Zazar opinait du chef et marmonnait, « oui, oui, c'est ça, c'est exactement ça ! », comme s'il avait lui-même beaucoup réfléchi à la question.

Lorsqu'Om eut terminé son récit, l'homme lui dit :

— Ainsi, tu en es à la troisième étape de ton voyage. Et tu dois maintenant acquérir une troisième compétence. Je crois que je vois de quoi il s'agit. Et je comprends mieux le sens de cette incroyable histoire avec le phare. Il éclata de rire à nouveau : « changez de cap, changez de cap, c'est trop drôle ! »

Puis il redevint brusquement sérieux.

— Écoute, reprit l'homme, j'ai une dette envers toi, tu m'es sympathique et ta quête est noble. Je veux t'aider.

Il se leva péniblement et se dirigea en titubant un peu vers une grande armoire située derrière Om.

— J'ai quelque chose pour toi, dit-il.

145

Et il en sortit un livre poussiéreux. Il souffla dessus pour l'épousseter et poussa un soupir de satisfaction. Il le posa sur la table et dit :

— Voilà, c'est pour toi.

— Un livre ? demanda Om qui n'avait pas de très bons souvenirs de ses études.

— Non, ce n'est pas un livre, répondit l'homme avec un sourire énigmatique. C'est un conte.

— Un conte ?

— Oui, un conte qui retrace l'histoire du Grand Yu, un empereur chinois. Il vécut il y a plusieurs siècles. Il est resté célèbre pour la manière tout à fait extraordinaire avec laquelle il a réussi à résoudre un problème que personne n'avait réussi à résoudre. Cela devrait te plaire, il est question d'un fleuve et d'un peuple qui court un grand danger.

Intrigué, Om prit le livre dans ses mains et le contempla.

— Bon, ça suffit maintenant ! interrompit l'homme, soudainement d'humeur sombre. Il est tard et je veux me coucher. Prends ce livre, étudie-le, réfléchis et reviens me voir si tu découvres quelque chose. Tu peux rester dormir sur le bateau le temps qu'il te faudra. Allez ouste ! Au travail !

Et il mit Om à la porte sans ménagement. « Quel rustre ! » pensa ce dernier, décontenancé. Cependant, il était bien content de pouvoir rester sur le bateau quelque temps. Il plaça le livre sous son bras et reprit le chemin du port.

À son arrivée, Mourf – c'est le nom qu'il lui avait donné – l'accueillit joyeusement. « Quelle chance d'avoir un ami ! » se dit-il.

Puis, il songea aux jours à venir, à ce conte supposé contenir son prochain enseignement, au phare, au petit homme lunatique…

et toute cette histoire lui parut bien absurde. Épuisé, il se jeta sur sa couchette et s'endormit.

Le lendemain, il se réveilla de mauvaise humeur. Il n'avait pas du tout envie de lire le livre du Grand Yu. Il était bien trop préoccupé par sa propre histoire. Ce qui lui importait, c'était son fleuve et son peuple. Pas un Chinois mort depuis des siècles, fut-il empereur !

À l'évocation de son peuple en difficulté, il songea à son père, à son pays, à sa mission. Il rassembla son courage, s'installa sur le pont, adossé au mât, face à la mer. Mourf était allongé à côté de lui. Le soleil se levait à peine et sa lumière douce et apaisante lui réchauffait les orteils.

Il ouvrit le livre et commença à lire à haute voix *La véritable histoire du Grand Yu*.

Il y a plusieurs milliers d'années, l'empereur Yao régnait sur la chine. Yao était confronté à un grave problème : régulièrement, le fleuve jaune, le Huang He, quittait son lit, dévastait les champs, les villages et les populations.

L'empereur confia à un de ses ministres, nommé Gun, la mission de mettre fin à ce désastre. Gun entreprit de faire construire des digues pour contenir le fleuve. Mais celles-ci s'effondrèrent. Gun fit alors construire des digues de plus en plus hautes et de plus en plus solides. Mais chaque fois le fleuve finissait par les détruire, causant des milliers de victimes. Face à ce désastre, l'empereur Shun, successeur de Yao, fit exécuter Gun et nomma le fils de celui-ci, Yu, à sa place. Celui-ci s'attela à la tache avec intensité.

Il réfléchit aux méthodes utilisées par son père. " Force est de constater que les digues ne sont pas une solution se dit-il. Quelles que soit leur hauteur et leur épaisseur, le fleuve finit par les emporter. Nous avons à inventer un autre type de réponse. Qu'avons-nous fait jusqu'à présent ? Nous avons construit des digues. Si construire des digues ne résout pas le problème, peut-être que le contraire marcherait ? Mais quel est le contraire d'une digue ?

La question resta longtemps sans réponse. Puis, un jour, une idée lumineuse lui traversa l'esprit.

— Il faut creuser ! Accueillir plutôt que s'opposer. Creuser des canaux pour accueillir l'eau quand le fleuve déborde plutôt que de s'y opposer avec des digues !

Il ordonna que l'on creuse des canaux partout dans le pays, des canaux qui quadrillèrent les champs. À la prochaine crue, l'eau qui ne rencontrait aucune opposition, remplit les canaux et s'écoula joyeusement sans détruire les villages et les cultures... Le Grand Yu observant cette eau qui courait dans les canaux, eut une autre idée : " Des moulins ! s'écria-t-il. Nous pouvons construire des moulins pour utiliser toute cette énergie ! " Sitôt dit, sitôt fait. Le fleuve au lieu de détruire les cultures devint un facteur de prospérité.

L'empereur Shun fut si impressionné par les réalisations de Yu qu'il le désigna comme son successeur au lieu de son propre fils. Yu devint le premier monarque de la légendaire dynastie Xiaun. Il fut l'un des rares à être honoré de l'épithète " le Grand ".

Om posa son livre à côté de lui, admiratif. « Pas bête le Grand Yu, se dit-il. Creuser plutôt qu'élever un rempart. Il fallait y penser ! »

Il avait presque oublié qu'il était de mauvaise humeur. Puis, il ronchonna à nouveau : « Je ne vois pas le rapport avec mon histoire. Ce n'est pas le fleuve qui me soucie, c'est le Roi Rouge : il refuse de nous laisser l'accès à l'eau. Cela n'a rien à voir. L'histoire du Grand Yu est bien jolie, mais elle ne concerne pas mon problème. J'ai perdu mon temps avec ce livre. Je vais le rendre au petit homme gros et continuer mon voyage. »

148

Il reprit le chemin qu'il avait emprunté la veille et se retrouva quelques minutes plus tard devant la maison qu'il cherchait. Il frappa à la porte.

— Entre ! dit une voix à l'intérieur, je t'attendais.

« Il m'attendait ? pensa Om. Quel menteur ! » Il ouvrit la porte et trouva l'homme attablé, un grand bol de café devant lui.

— Alors ? Tu as lu l'histoire du Grand Yu ? Tu en as tiré quelque chose ?

— Oui et non, répondit Om nerveusement. Oui : je l'ai lu, non : je n'y ai rien trouvé d'intéressant pour moi. Cette histoire n'a rien à voir avec la résolution des désaccords et des conflits !

— Assieds-toi donc. Il servit à Om une tasse de café sans même lui demander son avis. Écoute-moi, Om, continua-t-il. Écoute, réfléchis et réponds-moi… Je suis sûr que tu te souviens de ta mésaventure avec le phare. Je t'ai dit hier soir qu'elle contenait sûrement un précieux enseignement. Voyons si j'ai tort… Souviens-toi. Tu navigues dans le brouillard, tu vois le feu de proue d'un navire qui fait route vers toi, et tu demandes au navire de modifier son cap. Que te répond-il ?

— Il refuse ! dit Om indigné comme s'il revivait la scène.

— Tu vois dit doucement Zazar, nous sommes bien dans une situation de désaccord. Tu demandes à quelqu'un de faire quelque chose et il refuse.

— C'est vrai, admit Om. Et il prit immédiatement conscience du lien avec sa mission. Il vit son père demander l'accès au fleuve au Roi Rouge et celui-ci refuser.

— Bien ! Et qu'as-tu fait alors ?

— J'ai insisté. Et je lui ai expliqué pourquoi il devait me céder le passage. Tous mes arguments étaient solides et incontestables. Mais il n'a rien voulu savoir.

— Bref, comme le père du Grand Yu, tu as construit des digues dit Zazar.

— Des digues ? demanda Om

— Oui, des digues d'arguments avec lesquelles tu t'opposais à lui. Et plus tu t'opposais, plus son refus devenait énergique, n'est-ce pas ?

— Oui, admit Om.

— Qu'as-tu fait alors ?

— J'ai voulu lui faire peur en le menaçant. Mais cela n'a fait qu'empirer les choses.

Alors, en désespoir de cause, j'ai eu l'idée de lui demander pourquoi il ne voulait pas changer de cap.

— Et sa réponse a été : « parce que je suis un phare », n'est-ce pas ?

— Oui.

— Donc, reprit Zazar, tu lui poses la question, il te répond : « je suis un phare ». Et que fais-tu ?

— Cela a tout changé, j'ai compris la situation et j'ai changé de cap. Ce qui m'a sauvé la vie.

— Bref, en posant ta question, tu as fait comme le Grand Yu : tu as creusé des canaux !

— Pardon ?

— En posant une question, tu invites à parler, comme les canaux invitent l'eau à s'écouler. Et comme l'eau apporte de l'énergie aux moulins du Grand Yu, sa réponse t'a apporté des éléments nouveaux qui t'ont immédiatement éclairé sur ce que tu avais intérêt à faire dans cette situation.

— C'est vrai, dit encore Om, pensivement.

— Tu vois, Om, lorsque quelqu'un nous refuse quelque chose, notre réflexe est de lui expliquer pourquoi il devrait accepter. Et tant qu'il n'a pas cédé, nous continuons ou multiplions les explications. Nous voulons le contraindre avec nos arguments. L'autre fait comme nous. C'est un dialogue de sourds. « Non, parce que », « si, parce que », « non, parce que », « si, parce que »... Alors qu'un simple mot peut tout changer, un mot si simple mais au pouvoir énorme : « Pourquoi ? » Viens avec moi, dit Zazar en se levant brusquement. Je veux te montrer quelque chose.

Une démonstration magistrale

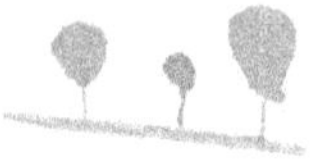

Zazar entraîna Om dans des ruelles étroites en direction du port. Il marchait rapidement, comme s'il craignait de rater quelque chose. Quelques instants plus tard, ils débouchèrent sur une rue un peu plus large au bout de laquelle on pouvait apercevoir le quai où était amarré le boutre. Les deux hommes s'engagèrent dans la rue. L'homme marchait de plus en plus vite.

Soudainement, au bout de la rue, Om vit un groupe d'une cinquantaine d'individus qui se dirigeaient vers eux, lentement, en rang serré. Ils portaient des pancartes et vociféraient. De là où il se trouvait, Om ne pouvait entendre ce qu'ils disaient. Mais ils avaient l'air très contrariés.

Bien vite, Om et son ami se retrouvèrent à quelques mètres du groupe. L'homme qui marchait en tête, un colosse rougeaud, leva la main. Le groupe s'arrêta brusquement et se tut.

— Halte ! cria le colosse d'un ton péremptoire. On ne passe pas !

— Mais, dit Om immédiatement, nous voulons juste aller au port.

— Je ne veux pas le savoir ! grommela le colosse. Personne ne passe ! Ni vous ni un autre !

— Mais vous n'avez pas le droit d'empêcher les gens de passer ! s'indigna Om.

— On va se gêner ! Pas vrai, les gars ?

— Ouais ! répondirent en chœur les hommes derrière lui, on va s'gêner !

Om sentit quelqu'un qui le tirait par la manche. C'était Zazar qui lui parlait tout bas à l'oreille :

— Souviens-toi du phare, Om, demande-lui pourquoi il ne veut pas te laisser passer…

— Bon sang ! fit Om, j'avais complètement oublié !

Il s'avança un peu tremblant vers le colosse et demanda le plus sincèrement possible :

— Pouvez-vous me dire pourquoi vous ne voulez pas laisser passer les gens, s'il vous plaît ?

— Ben, mon gars, répondit le colosse en levant les sourcils, toi tu n'es pas d'ici ! Tu ne sais pas que le maire de la ville a décidé d'augmenter les impôts sur la pêche ? Un poisson pour nous, deux poissons pour lui ! Alors que nous avons à peine de quoi faire manger nos enfants, s'emporta-t-il. Nous nous rendons place de la mairie pour dire notre colère. Le maire finira bien par nous entendre, nom d'une pipe !

— Ouais ! vociférèrent les hommes derrière lui : on veut se faire entendre !

— Je comprends, dit Om qui approuvait leur point de vue : deux poissons pour lui, un poisson pour vous. Quand même ! Votre cause est juste, ajouta Om sérieusement. Vous devez être entendus !

— Ouais ! dirent les hommes.

Le colosse regarda Om avec curiosité :

— On peut dire que tu comprends vite pour un étranger !

— Mais, je voudrais juste… dit Om. Il sentit à nouveau son ami le tirer par la manche.

— Ne recommence pas, tu as fait le plus dur ! Laisse-moi faire… Il se rapprocha du groupe et demanda : On peut vous aider ? On peut participer ?

Et devant la mine ahurie du colosse, il se retourna et se mit à marcher dans la même direction que le groupe en criant : « On n'est pas des pigeons, rendez-nous nos poissons ! On n'est pas des pigeons, rendez-nous nos poissons ! »

Rapidement, les hommes se mirent à scander le slogan proposé en rigolant et recommencèrent à avancer lentement.

Le colosse dut sentir que quelque chose lui échappait. Il leva à nouveau la main. Et cette fois eut du mal à faire arrêter les gens et à obtenir le silence.

— Dites-moi, les gars ! Votre soutien est le bienvenu. Mais vous ne pouvez pas rester devant. C'est moi qui marche en tête ! Allez, ouste ! ajouta-t-il, à l'arrière du cortège avec les derniers arrivés. !

Et il indiqua l'arrière du groupe avec son pouce, sans même se retourner. Les autres hommes ajoutèrent : « Oui, à l'arrière avec les derniers ! »

Et ils recommencèrent à marcher en scandant « on n'est pas des pigeons, rendez-nous nos poissons ». Et ils poussaient Om et son ami sans ménagement vers l'arrière du cortège. Ceux-ci continuaient à avancer dans la même direction que le groupe, mais un peu moins vite, à cause des gens qui les poussaient vers l'arrière.

Bien vite, ils se retrouvèrent à l'arrière du groupe. Ils s'arrêtèrent de marcher. Ils étaient passés. Ils étaient libres de se diriger vers le port.

— Et voilà le travail ! dit Zazar avec un grand sourire, en ouvrant largement les bras.

— Ça alors, souffla Om, je n'en reviens pas !

— Hé, hé, dit Zazar, voilà une jolie démonstration du pouvoir d'un « pourquoi » sincère !

— Quand même, dit Om éberlué. Je n'aurais jamais eu l'idée de marcher dans le même sens qu'eux et de crier avec eux !

— D'accord, répondit l'homme, mais si tu n'avais pas posé la question *pourquoi,* nous n'aurions jamais su que le plus important pour eux était de se faire entendre. Une fois ceci tiré au clair, il nous a suffi d'accueillir et même d'encourager leur mouvement. Comme le Grand Yu qui accueille l'eau au lieu de lutter contre elle. As-tu vu comme nous nous sommes vite retrouvés là où on voulait aller ? Ils nous ont même aidés ! Et il éclata de rire. Au début, il nous dit « personne ne passe », nous on lui dit « pourquoi ? » et à la fin ce sont eux qui nous poussent vers là où nous voulons aller ! C'est trop drôle !

— Mais, demanda Om incrédule. En vous mettant à marcher dans le même sens qu'eux, vous saviez ce qui allait se passer ?

— Pas du tout ! répondit l'homme redevenant subitement sérieux. Une fois que j'avais compris ce qu'ils voulaient, je savais juste qu'il fallait cesser de s'opposer à eux et attendre que quelque chose se passe ! Comme on ne pouvait ni avancer contre eux, ni rester plantés là, c'est la seule chose qui nous restait à faire. Et tu as vu le résultat ? Étonnant, non ? Je n'avais pas la moindre idée de ce qui allait se passer, tout comme le Grand Li ne savait pas qu'il pourrait utiliser la force du fleuve en construisant des moulins !

— Stupéfiant ! souffla Om.

— Vois-tu, c'est la magie de l'attitude de non-opposition, que j'aime également appeler *aller dans le sens de…*

— Le sens de quoi ? demanda Om dérouté.

— Et bien, de ce qui nous contrarie, de ce qui nous embête, de ce qui est contre nous ! Mais bon, on entre là dans les finesses de la pratique. Et c'est peut-être trop tôt pour toi…

Om ne se laisse pas faire

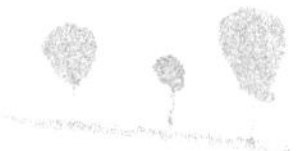

Quelque chose me dérange, insista Om. Même si j'avais compris qu'ils voulaient être entendus, je n'aurais jamais eu l'idée de faire ce que vous avez fait : marcher dans le même sens qu'eux ! C'est un coup de génie ! Et tout le monde n'a pas ce talent !

— D'autres solutions étaient sûrement possibles, répondit Zazar. Tu n'aurais pas une autre idée pour les aider à se faire entendre ?

— Le coquillage porte-voix ? Avec lui, ils auraient pu décupler le volume de leur voix !

— Excellente idée ! Et où se trouve ton instrument ?

— Sur le bateau ! répondit Om dont le visage s'éclaira ; de l'autre côté du groupe d'hommes ! Pour aller le chercher, ils m'auraient sûrement laissé passer !

— La vie est parfois bien faite, n'est-ce pas ? Chaque situation de désaccord est le plus souvent porteuse de sa propre résolution.

— Et si je n'avais pas eu de coquillage porte-voix dans mon bateau ? insista encore Om qui ne voulait pas d'une méthode qui ne marcherait qu'une fois sur deux. Ou si mon bateau avait été amarré du mauvais côté du groupe d'hommes, ça n'aurait pas fonctionné !

— Bien sûr ! Ou plutôt, cela n'aurait pas suffi. Tu m'as dit que ton initiation comportait six étapes, non ? Si avec juste les trois premières tu arrivais à résoudre toutes les situations de désaccord, à quoi serviraient les 3 autres ? Poser des questions pour comprendre sincèrement le point de vue de l'autre est une étape indispensable. Parfois, comme tu as pu le voir, cela suffit à résoudre le désaccord. Mais le plus souvent, ce n'est pas suffisant. Il faut continuer le processus dans son ensemble.

Pour aujourd'hui, Om, souviens-toi bien de ça. Je vais me répéter : lorsque quelqu'un nous refuse quelque chose, le secret est de commencer par nous intéresser aux raisons de son refus aussi sincèrement que possible. On demande : pourquoi n'êtes-vous pas d'accord ? Et l'on écoute sa réponse avec attention. Il y a une mine d'or dans ce qu'il a à nous dire !

— Une mine d'or ?

— Oui ! Lorsqu'il nous donne les raisons de son refus, il nous indique une à une les conditions de son acceptation éventuelle. Il nous indique les portes que nous devrons ouvrir pour obtenir son accord. Nous pourrons par la suite lui proposer une solution qui tienne compte de ses raisons. Et c'est pour cela qu'il nous donnera son accord. Parce qu'il aura ce qu'il veut. Logique, non ?

— Logique, mais guère habituel. C'est tellement le contraire de ce que j'ai envie de faire !

— C'est ça le problème, répondit Zazar en s'asseyant sur un banc de pierre. D'un geste, il fit signe à Om de s'asseoir à côté de lui. Et il y a pire : parfois, les gens nous donnent les raisons de leur refus avant même qu'on ait eu besoin de le leur demander. Mais nous ne les entendons pas. Nous essayons juste de voir ce qui peut être détruit dans les arguments donnés. Toutes ces informations précieuses sont là et nous ne les voyons pas.

Il se tut subitement. Il bourra sa pipe, les yeux dans le vague.

— Nous sommes tellement tentés d'expliquer aux autres pourquoi ils ont tort. Alors que de nous intéresser à eux serait tellement plus pertinent et servirait tellement mieux nos propres intérêts ! Om, sois égoïste : intéresse-toi sincèrement aux autres !

— C'est curieusement dit mais je saisis, répondit Om en revoyant son père écrire ses lettres de demandes au Roi Rouge, uniquement concentré sur les arguments qui pourraient le faire plier.

— Tu vois, Om, reprit Zazar, c'est à la fois simple et difficile. Il s'agit d'apprendre à passer du « *non, parce que* » au « *oui, pourquoi ?* » Il s'agit de passer du rapport de force à un rapport d'intelligence. Un pourquoi sincère a un pouvoir énorme !

Om apprend à désapprendre

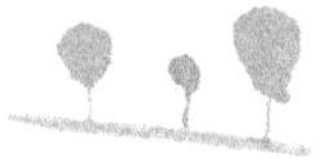

Il se leva. Om l'imita.

— Au début, dit Zazar, cela te semblera difficile de demander « pourquoi ? » alors que tu voudrais dire « parce que ». De s'intéresser à l'autre, alors que tu voudrais qu'il s'intéresse à toi. Mais avec la pratique, cela devient de plus en plus naturel. Les succès que te donnera cette nouvelle attitude t'aideront à persévérer. Au début, il faut se forcer un peu.

— Me forcer ? demanda Om, peu enthousiaste à l'idée de faire des efforts.

— Oui. Nous sommes tellement conditionnés à construire des digues, dit Zazar d'une voix subitement fatiguée… Il faut du temps pour *désapprendre* ! C'est à l'évidence le troisième enseignement que tu étais venu chercher. Souviens-t-en : lorsque quelqu'un te refuse quelque chose, commence par lui demander les raisons de son refus.

— Cela fait environ 20 fois que vous me le répétez sur tous les tons ! dit Om agacé.

— Ah bon ? dit Zazar surpris.

— Oui, c'est bon, reprit Om. J'ai compris. Je ne suis pas complètement idiot…

— Bien, bien dit Zazar avec un sourire. Alors, tu peux continuer ton voyage. Merci de m'avoir rapporté le bateau de mon père. Mets en application ce que tu as appris… Je te souhaite bonne chance !

Il serra Om dans ses bras, tourna les talons et s'en alla en criant : « On n'est pas des pigeons, rendez-nous nos poissons, ha, ha ! » le laissant seul, un peu secoué et perdu.

Om contempla un moment Zazar qui s'éloignait, puis se dirigea vers le boutre. Ce dernier ne lui avait-il pas dit qu'il pourrait rester sur le bateau le temps qu'il voudrait ?

Il se dirigea vers le boutre et monta à bord. Il appela joyeusement : « Mourf, mon chien, je suis revenu ! » Pas de réponse. Il fit le tour du pont. : pas de chien. Il descendit dans la cabine : pas de chien non plus. Mourf avait disparu.

Cinquième monde

Om apprend l'art d'obtenir un premier « oui »

Om fait confiance à la providence

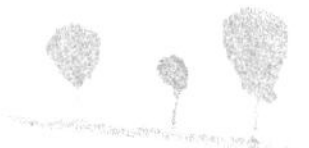

Le lendemain, Om se réveilla d'excellente humeur. Il quitta sa couchette et monta sur le pont. Le soleil brillait et un vent léger lui caressait le visage. Il était en pleine forme et se sentait prêt à dévorer le monde. Puis il se souvint de la disparition de Mourf et ressentit un pincement au cœur.

Soudain, il entendit un drôle de bruit derrière lui. Il se retourna et aperçut sur le quai, juste devant son bateau, un grand cheval noir et blanc qui tapait le sol de son sabot, comme s'il voulait attirer son attention. Om descendit sur le quai et s'approcha du cheval.

— Qui es-tu ? lui demanda Om, et que veux-tu ?

— Mourf ! répondit le cheval.

— Mourf ? s'exclama Om, quel est ce sortilège ?

Il s'approcha et lui caressa la crinière. Le cheval le regarda avec des yeux vifs et amicaux. Om s'écria :

— Mourf ! Mon bon chien ! C'est toi ?

En réponse, le cheval hennit. « Je délire… », se dit Om. Et d'un geste de la main, il chassa le cheval, retourna s'allonger sur sa couchette et se rendormit.

Il rêva d'une armée de phares hostiles qui le poursuivait dans les ruelles de la ville. Des portes s'ouvraient pour le secourir et se refermaient dès qu'il voulait entrer. Les phares se rapprochaient de plus en plus en criant : « À mort le pigeon, à mort le pigeon ! » Il enfourcha alors un drôle de cheval à tête de chien qui se trouvait là et s'échappa.

Il se réveilla en nage. « Quel affreux cauchemar ! » se dit-il encore tremblant. Il gagna le pont. La nuit était tombée et une belle lune éclairait le port de sa douce lumière.

« Et maintenant ? Se demanda Om. Où aller ? Comment quitter cet endroit pour continuer mon initiation ? » Il entendit à nouveau le bruit de sabot. « Encore là ? dit-il. Ouste, va-t'en ! » Mais le cheval restait là à frapper le sol avec son sabot. Om eut une intuition. « Si je ne sais pas où aller, peut-être ce cheval sait-il où vont mes prochains pas ? »

Il ramassa ses affaires à la hâte et les fourra dans son sac. Avant de descendre sur le quai, il regarda une dernière fois le boutre. Il ressentait un mélange de tristesse et de gratitude à quitter ce bateau auquel il s'était attaché.

Puis il se retourna et descendit la passerelle avec détermination. Le cheval ne broncha pas quand il s'approcha de lui. À peine tressaillit-il lorsqu'Om, d'un bond, lui sauta sur le dos. « À toi de jouer ! » lui dit-il en empoignant sa crinière. L'animal poussa un hennissement joyeux et s'élança au galop.

Ils furent bien vite hors de la ville. À cause de la nuit, Om ne voyait pas à plus de deux ou trois mètres devant lui. Mais il avait décidé de faire confiance à la providence et le cheval semblait connaître le chemin.

Il chevaucha ainsi un long moment. La lune s'était enfin levée et éclairait le chemin et les alentours de sa lumière ténue. Il se trouvait dans un univers sec et rocailleux, sous un ciel parsemé d'étoiles.

Il continua de longues heures. Lorsqu'il fut trop fatigué pour tenir en selle, il arrêta sa monture. Il se laissa glisser sur le sol et regarda autour de lui dans l'espoir de trouver un endroit où allonger son corps meurtri. Il repéra un petit buisson qui pouvait lui offrir un semblant de protection. Il s'étendit avec peine sur le sol dur, posa sa veste enroulée sous sa tête et s'endormit aussitôt.

Le lendemain, Om fut réveillé par son cheval qui le poussait au flanc du bout des naseaux. Il semblait nerveux. Il s'assit et contempla le paysage qui s'étalait sous ses yeux. Il se trouvait en haut d'une montagne, dominant un désert de sable. À perte de vue, un océan de dunes offrait sa danse troublante à un soleil brûlant.

Son cheval s'ébroua et frappa le sol de ses sabots comme pour demander quelque chose. Om comprit qu'il avait soif. Il réalisa que lui aussi n'avait rien bu ni mangé depuis leur départ du bateau. « Il faut que je trouve de l'eau ! » se dit-il.

Il se leva d'un bond, s'étira et scruta l'horizon à la recherche d'un lieu où il pourrait se désaltérer et se nourrir. Il aperçut au loin quelque chose qui semblait être une oasis. « Nous avons peut-être de la chance ! se dit-il joyeux. À moins que cela ne soit un mirage »... pensa-t-il soudain, refroidi.

Il sauta sur son cheval. Immédiatement, celui-ci se mit en route et, comme s'il n'attendait que cela, prit la direction de l'oasis. « Décidément, pensa Om, ce cheval a l'air de savoir mieux que moi, où il nous faut aller ». Il lui semblait avoir déjà éprouvé le même sentiment récemment, mails il fut incapable de s'en remémorer les circonstances.

La descente fut pénible. La pente était escarpée et le sol caillouteux se dérobait souvent sous les sabots du cheval. À plusieurs reprises, il manqua de chuter. Ils arrivèrent au bas de la montagne déjà bien fatigués. La faim et la soif n'arrangeaient rien. Om contempla le désert qui s'étalait devant lui. Des dunes s'étendaient à perte de vue. Il réalisa qu'il ne pouvait plus voir l'oasis.

« Comment être sûr de la direction à prendre ? se demanda-t-il. Est-ce bien raisonnable de pénétrer au hasard dans ce désert ? » Son cheval n'avait pas les mêmes doutes. Sans hésiter, il s'engagea entre les dunes. « À la grâce de Dieu ! » se dit Om tout bas.

D'un pas décidé, malgré la fatigue et le sable qui rendait ses foulées difficiles, sa monture avançait. Au bout d'un moment qui sembla interminable à Om, il aperçut une minuscule oasis verdoyante au beau milieu des dunes arides. Son cœur bondit dans sa poitrine. Son cheval accéléra l'allure. Om ressentait un mélange de joie et d'étonnement. Comment cet animal trouvait-il son chemin ?

Ses sabots foulaient à présent une herbe tendre. Des palmiers leur offraient une ombre rafraîchissante. Sans hésiter, il se dirigea vers le centre de l'oasis. Ils se trouvèrent bientôt devant le point d'eau qu'il espérait : un puits entouré d'un mur de pierre au-dessus duquel on avait construit une sorte de dôme de métal comme pour une volière. Une lourde porte en fer forgé en permettait l'accès.

Om mit pied à terre et se précipita fiévreusement vers la porte. Il manœuvra la poignée. Sa joie tomba d'un coup. Elle était verrouillée. Il la secoua de toutes ses forces en criant : « Tu vas t'ouvrir, oui ? Tu vas t'ouvrir ? » La porte resta désespérément close.

La belle et le sortilège de la fontaine

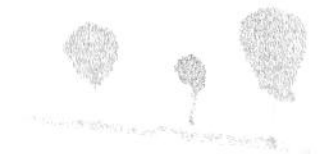

« Tout doux, tout doux, mon Prince ! » dit une voix à l'intérieur de l'enceinte murée. Om s'arrêta de secouer la porte et vit apparaître une jeune femme brune aux grands yeux de velours. Elle portait un corsage blanc qui laissait deviner des formes généreuses et un sarouel pourpre qui donnait à ses mouvements souples une grâce troublante. Sa voix était douce et enjôleuse. Om se demanda s'il ne rêvait pas. Que faisait une aussi jolie créature dans ce lieu hostile ?

— Qui êtes-vous ? demanda Om fasciné.

— Je suis peut-être l'esprit de ce puits… répondit la belle avec le plus grand sérieux.

« Elle se moque de moi ! » se dit Om vexé.

— Esprit ou pas, j'ai besoin de boire, dit-il. Ouvre-moi cette porte. Puis, comme pour se défaire du charme de jeune femme, il ajouta agressivement : Allez, vite, donne-moi la clef !

Elle ne sembla pas le moins du monde impressionnée :

— Il n'y a pas de clef pour ce genre de porte, mon beau seigneur, répondit-elle.

— Comment cela, pas de clef ? s'étrangla Om, de plus en plus certain qu'elle se moquait de lui. Tu me fais marcher ?

Son cheval devenait de plus en plus nerveux. Il sentait la présence de l'eau et se mit à trotter autour du puits en poussant des hennissements.

— Non point, mon beau prince, répondit la belle. Pas de clef, mais cette porte peut être ouverte d'une manière plus légère et ô combien plus élégante !

« Légèreté, élégance ! Voilà bien un truc de fille ! » se dit Om avec humeur.

— Écoute, lui dit-il, je n'ai pas de temps à perdre avec des fariboles. Ouvre-moi cette porte, car je meurs de soif. Je saurais te récompenser de ton obéissance. Et ce disant, il fit tinter dans sa poche les pièces d'or qui s'y trouvaient.

La belle fronça les sourcils.

— On ne m'achète pas comme ça ! jeta-t-elle avec indignation. Toute sa douceur avait disparu. Elle n'était plus qu'un bloc de colère contenue.

Om regretta ses paroles. Après un long silence qu'Om n'osa pas interrompre, elle ajouta :

— De toute façon, je ne peux rien faire pour toi. Il n'y a que toi qui puisses ouvrir cette porte.

— Que moi ? répéta Om intrigué. Qu'est-ce que tu racontes ?

— Oui, que toi. Mais je peux t'indiquer le moyen d'y parvenir ! dit la belle, soudainement toute joyeuse. Elle s'approcha de la grille et agrippa les barreaux de ses petites mains adorables. Elle était tout près de lui. Om pouvait sentir son parfum. Il avait l'impression délicieuse qu'il pourrait plonger tout entier dans son regard et s'y perdre à jamais. Il se reprit et recula d'un pas. Il était marié, aimait sincèrement sa Reine. Et il avait un besoin vital de boire.

— Quel est ce moyen ? demanda Om aussi froidement que son cœur troublé le lui permettait.

La belle eut l'air déçue. Elle se recula d'un pas et s'assit à même le sable. Om s'aperçut qu'elle avait les pieds nus. Des bracelets d'argent ornés de minuscules clochettes entouraient ses fines chevilles.

— Cette porte possède un charme, expliqua-t-elle.

« Elle n'est pas la seule ! » pensa Om en son for intérieur. Il s'en voulait d'être encore ému malgré ses efforts.

— Et je suis pris avec elle dans ce sortilège, continua-t-elle. Si tu parviens à ouvrir cette porte, je serais libre et tu pourras boire !

— Balivernes ! dit Om. Je refuse de croire à de telles sornettes. Ne compte pas sur moi pour t'aider !

— Mais… s'exclama la jeune femme, il ne passe presque jamais personne ici, vous êtes une de mes seules chances !

— Non, c'est non ! répondit Om, ravi de se retrouver pour une fois du côté de celui qui refuse. « Hé ! hé ! pensa-t-il, je suis curieux de voir comment elle va s'y prendre pour me faire accepter. »

— Je vous en prie ! supplia la belle. Aidez-moi ! Je ne veux pas rester ici toute ma vie !

— Non et encore non ! répliqua Om sèchement, tu pourrais très bien remplir le seau du puits et me le tendre à travers les grilles.

— Mais, une fois que vous aurez bu, vous vous en irez et me laisserez à mon sort !

— En plus tu ne me fais pas confiance ! Je ne vois pas pourquoi j'aiderais une menteuse qui veut me laisser mourir de soif et qui se méfie autant de moi ! Il se retourna et il croisa les bras pour bien montrer qu'il ne se laisserait pas amadouer facilement.

La jeune femme ne disait plus rien. Un peu surpris, Om finit par tourner la tête vers elle. Elle le regardait sans hostilité.

— D'accord, finit-elle par dire. Vous ne voulez pas m'aider. Om sentit au ton de sa voix qu'elle constatait son refus et qu'elle semblait l'accepter comme quelque chose de légitime.

Une sorte de relâchement se produisit en lui. Son agressivité, qui ne trouvait rien contre quoi s'exercer, diminua d'un cran. « Hum, pas mal pensa-t-il. Elle connaît et pratique l'art de *ne pas contrer et ne pas juger*. Et je dois avouer que ça ne marche pas mal ! » Il était légèrement vexé de constater que quelqu'un pouvait exercer une influence sur ses émotions.

— C'est ça ! Je ne veux pas vous aider ! lui lança-t-il.

— D'accord, dit encore la belle du même ton de voix. Puis elle ajouta : Pourriez-vous me dire pourquoi ?

Om réfléchit un peu. Pourquoi ne voulait-il pas l'aider ? Il ne savait plus très bien. À bien y penser, c'était même un peu stupide. Elle représentait sa seule chance de ne pas mourir de soif et il lui refusait ce qu'elle lui demandait. Il tenta de se souvenir des raisons de son refus. Puis il lui dit :

— Parce que je crois que tu te moques de moi. Il n'y a pas de sortilège, je me demande même si ce puits est réel. En attendant, je perds un temps précieux à parler avec toi. En fait, je crois que tu essayes juste de te distraire en profitant de la détresse des autres !

— Je comprends… répondit doucement la jeune femme.

Sa réponse contraria Om. « Elle dit qu'elle me comprend, pensa-t-il, mais elle ne m'a sans doute même pas écouté. Si elle croit qu'il suffit de me dire « je comprends » pour que je le croie, elle se trompe ! »

— En fait, continua-t-elle, tu n'as aucune envie de prendre des risques pour quelqu'un dont tu te méfies… C'est bien cela ?

— Oui, dit Om surpris. C'est tout à fait ça. Je ne l'aurais pas dit aussi bien moi-même.

Il ressentait une sorte de contentement. Il se tut. Qu'aurait-il pu dire de plus ? Il avait été entendu et compris. Il n'avait plus de raison d'ajouter quoi que ce soit pour le moment. Il se surprit à se demander ce qui se passait pour elle. Ayant été entendu, il avait presque envie de la comprendre.

À cet instant, il entendit un grincement métallique dans la serrure de la grille.

— Quelle est cette diablerie ! s'exclama-t-il. Il se précipita sur la poignée. Mais la serrure bloquait toujours la porte. Om comprit que la serrure était verrouillée à double tour, et qu'un seul cran avait été dégagé.

Cela lui rappelait la troisième porte du premier monde, mais à l'envers. Les 3 verrous de celle-ci étaient ouverts au départ et ils s'étaient verrouillés eux-mêmes, un à un, à chacune de ses maladresses. Alors que pour celle-là, le verrou était fermé au départ et il venait de se déverrouiller de lui-même lorsque la belle avait dit quelque chose. Mais quoi ?

Om libère la belle

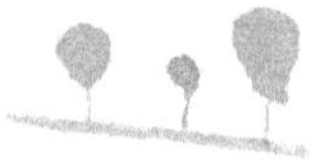

Om était à bout. Sa bouche était pâteuse. Il avait du mal à respirer et ses idées se brouillaient dans sa tête. Il avait soif, très soif. Soudain, une lueur d'espoir éclaira son cœur. « Cette serrure vient de s'ouvrir à moitié, sans l'aide d'une clef ! La belle a dit vrai ! » Il devait maintenant comprendre ce qui avait provoqué le dégagement du premier cran.

— Tu vois mon beau Prince : c'est possible. Et ce n'est pas si difficile…

— Mais alors, s'indigna Om. Tu sais le faire ! Tu n'as qu'à recommencer pour que la serrure soit totalement débloquée !

— J'ai fait ma part, répondit la jeune femme. À toi de faire la tienne. Ainsi l'exige le sortilège. Si je pouvais le faire moi-même, je ne serais pas là, enfermée !

— Que dois-je faire ? s'empressa Om.

— Je ne peux te le dire. C'est à toi de le découvrir.

Om s'assit sur le sable, prit sa tête entre ses mains et se mit à réfléchir intensément. « C'est le quatrième défi, j'en suis sûr, se dit-il. Il existe un rapport évident avec le traitement des désaccords, continua-t-il, tenaillé par la soif. Sauf que cette fois, je me suis retrouvé dans la position de celui qui refuse. Et c'est elle qui a mis en pratique ce que j'avais appris jusque-là, en y ajoutant quelque chose que je dois comprendre.

Que s'est-il passé ? J'ai refusé, elle ne s'est pas énervée, elle a évité de contrer et de juger mon attitude, elle m'a demandé les raisons de mon refus. J'ai pu observer en moi-même, qu'à chacune de ses interventions, une détente se produisait en moi et que j'avais du mal à rester fermé à sa demande.

Mais ce qui a vraiment fini par déverrouiller mon attitude, c'est quand elle m'a dit avec ses mots ce que je venais de lui dire. Là, j'ai vraiment senti un relâchement et une ouverture. Je pourrais dire que mon cœur s'est déverrouillé… serait-ce cela ? Demander pourquoi et comprendre les raisons d'un refus ne serait pas suffisant en soi. Il s'agirait de faire comprendre à l'autre qu'il a été compris ? Cela colle bien avec l'histoire du sortilège ».

Tout s'éclairait ! Il se redressa soudainement. Il était prêt à mettre en pratique ce qu'il avait compris. Il s'approcha de la grille verrouillée. La jeune femme leva la tête vers lui, pleine d'espoir. Alors il lui dit :

— Si je comprends bien ta situation, tu es prise au piège de cette porte verrouillée et tu as besoin de mon aide. J'ai compris aussi qu'il existe une manière secrète de débloquer le second verrou et je dois la découvrir par moi-même…

Pendant qu'il parlait, la jeune femme s'était à nouveau approchée de lui. Ses yeux brillaient intensément. Om avait de plus en plus de mal à articuler tant la chaleur desséchait ses lèvres.

— Enfin, continua-t-il péniblement, j'ai compris que sans me le dire, tu m'as montré la voie en faisant devant moi quelque chose qui a ouvert le premier verrou. Et que si je fais ce que tu as fait, le deuxième verrou devrait s'ouvrir. Tu seras ainsi libre et je pourrais boire l'eau du puits. C'est bien cela ?

— Oui ! s'écria la belle comme libérée.

À cet instant précis, Om entendit un grincement : le deuxième cran venait de s'ouvrir ! Om et la jeune femme se précipitèrent sur la porte. Elle voulait sortir, il voulait entrer. Chacun de son côté tirait la porte à lui. Om, sûr de sa force, s'arc-bouta. La jeune femme fit de même. Son désir de liberté lui donnait une force immense. La porte se retrouvait bloquée par leurs efforts désespérés de l'ouvrir.

Soudain, un grincement. Le verrou, très lentement, était en train de se refermer. Voyant cela, la belle lâcha d'un coup la poignée. La porte s'ouvrit brutalement du côté d'Om qui se retrouva les fesses dans le sable. Elle se précipita dehors. Om se releva d'un bond. Elle se jeta contre lui.

— N'entre pas ! supplia-t-elle.

Incrédule et fou de rage, Om la repoussa violemment. Il se rua vers le puits, se jeta à plat ventre et plongea la tête dans l'eau. Il but goulûment. Tout à son bonheur, il n'entendit pas la porte se refermer lentement.

Om, pris au piège du sortilège

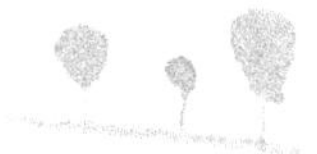

Le double grincement de la serrure le fit sursauter. Il se retourna. La porte était à nouveau fermée et verrouillée. La belle se tenait de l'autre côté. Elle pleurait.

— Ouvre-moi ! hurla-t-il.

Elle pleura de plus belle :

— Je t'avais dit de ne pas entrer !

Om se précipita sur la porte et empoigna les barreaux. Il la secoua de toutes ses forces. Sans succès. Il tenta de se calmer et de réfléchir. « Suis-je bête, pensa-t-il, je connais le truc pour la déverrouiller ! » Il la regarda bien dans les yeux et lui dit :

— Si je te comprends bien, tu pleures parce que je suis maintenant enfermé et que tu m'avais supplié de ne pas entrer ?

— Oui, dit la jeune femme. Mais cela ne marchera pas cette fois. Ainsi le veut le sortilège. Tu es devenu une sorte de passeur. Tu dois maintenant attendre que quelqu'un vienne. Tu lui transmettras ce que tu as appris, comme je l'ai fait pour toi.

Elle aperçut le cheval attaché.

— Veux-tu que je donne à boire à ton cheval ? demanda-t-elle.

Om remplit une calebasse qui se trouvait près du puits et la lui tendit sans un mot. Il était partagé entre la satisfaction d'avoir reçu une part de l'enseignement qu'il cherchait et la colère de se retrouver enfermé.

Elle porta la calebasse au cheval. Celui-ci se désaltéra avec délice pendant qu'elle lui flattait l'encolure. Soudainement, elle sembla avoir une idée. Elle jeta un regard vers Om. Il était plongé dans ses pensées. « Son cheval me sera plus utile qu'à lui ! » se dit-elle. Elle défit le nœud qui le maintenait attaché et, d'un bond, fut sur lui. Elle guida le cheval vers le puits. Om leva la tête vers eux, hébété.

— Je te suis si reconnaissante de m'avoir délivrée. J'aurais tant voulu que nous partions ensemble.

Elle pleurait de nouveau. Elle sembla se reprendre et, d'un coup de talon, lança son cheval au galop. Un instant après, ils avaient disparu.

— Drôle de façon de m'exprimer sa reconnaissance, dit Om à haute voix. Elle me vole mon cheval et m'abandonne à mon sort !

Il s'assit sur le sable et se mit à pleurer. « Comment vais-je me sortir de là ? se lamenta-t-il. Il ne passe jamais personne par ici. Et mon peuple a besoin de moi de toute urgence ! Tout cela est la faute de ce vieux sage ! se dit-il, soudain plein de colère. C'est lui qui a imaginé ce parcours initiatique insensé. À quoi me sert d'apprendre l'art de résoudre les désaccords si je reste enfermé ici ?

Le vieux sage… mais oui ! Se dit-il avec un éclair dans les yeux. Il va me sortir de là. Où sont mes allumettes ? » Il fouilla fébrilement dans ses poches. À son grand soulagement, ses doigts rencontrèrent la précieuse boîte. Il la saisit et la sortit de sa poche. Il ne lui restait que deux allumettes…

Il s'assit près de la porte, le dos contre le muret pour se mettre à l'abri du vent. Il s'aperçut qu'il tremblait. Avec d'infinies précautions, il approcha l'allumette du grattoir. D'un coup sec, il la frotta ; elle s'enflamma aussitôt.

— Alors, on a des ennuis ? entendit-il derrière lui. C'était le vieux sage ! La magie avait fonctionné de nouveau ! D'un bon, Om se leva. Il était là, de l'autre côté de la grille. Ses yeux brillaient.

— Regardez ! s'écria Om. Je suis enfermé ! Délivrez-moi !

— Non, répondit simplement le sage.

Le sang d'Om ne fit qu'un tour. Comment pouvait-il lui refuser de le libérer ?

Et alors qu'il s'apprêtait à protester énergiquement, il se souvint de tout ce qu'il avait appris jusque-là. Il se reprit et se dit en lui-même : « Le vieux sage est bienveillant. Il a sûrement une bonne raison de me refuser ce que je lui demande. Tout du moins pour l'instant. Intéressons-nous à cette raison et voyons si je peux en faire quelque chose ».

— Très bien, s'entendit-il dire. Et pouvez-vous m'expliquer pourquoi ?

Le sage rit doucement :

— Tu as fait des progrès depuis notre dernière rencontre, tu ne tombes plus aussi facilement dans mes pièges ! Puisque tu me le demandes, je vais te dire pourquoi je te refuse ce que tu me demandes. D'abord, pour que tu puisses faire ce qu'il faut pour ouvrir le premier cran du verrou. Ainsi le veut le sortilège. C'est celui qui est dedans qui doit commencer.

— Comment le savez-vous ? siffla Om, méfiant. Est-ce vous qui avez mis en place ce sortilège tordu ?

— Non, répondit le sage en souriant. Mais il y a des choses que je sais. Ensuite, je veux voir où tu en es de ta pratique. Et voir si tu as vraiment compris ce qui t'a été enseigné ici.

Om prit une profonde inspiration et expira longuement.

— Je comprends, finit-il par dire. En fait, vous voulez voir si je suis capable de mettre en application ce que j'ai appris et en me donnant ces explications vous me donnez l'occasion de reformuler vos propos — ce qui devrait déverrouiller le premier cran. C'est bien cela ?

— Oui ! dit le sage dans un grand sourire.

Aussitôt, le grincement du verrou se fit entendre. Le premier cran s'était libéré.

— Ça marche ! s'exclama Om. À vous, maintenant !

— À moi ? Mais de quoi parles-tu ? Que dois-je faire ?

— Je ne peux vous le dire, répondit Om avec impatience, vous le savez très bien. Vous devez le trouver vous-même. Autrement la porte restera fermée. Allez, faites un effort, quoi !

— Quelque chose me tracasse, répondit le sage après un silence, il est important que la transmission de l'enseignement se poursuive. Et si tu sors, qui prendra ta place ?

« Vous ! », pensa Om en un éclair. Mais il se garda bien de le dire.

— Bien sûr, dit Om qui commençait à acquérir de bons réflexes, vous avez à cœur que cet enseignement continue à être partagé avec autant de monde que possible ?

— Hum, dit le sage. Tu as vraiment fait des progrès. C'est indéniable. Tu me donnes envie de t'aider. Mais dis-moi d'abord. Qu'as-tu appris de nouveau ?

— Qu'il ne suffisait pas de comprendre les raisons du refus de notre contradicteur, dit Om avec un peu d'agacement. Il faut aussi lui faire comprendre qu'on l'a compris. On y parvient en reformulant avec nos mots ce que nous avons compris de ses propos. Cela a pour effet de changer son attitude. Tout comme la porte du puits, il commence à se déverrouiller et à adopter une attitude plus ouverte !

— C'est cela ! approuva le sage. Les êtres humains ont besoin d'être compris lorsqu'ils disent quelque chose. Tant qu'ils ne savent pas s'ils ont été compris, ils continuent de parler. Lorsqu'ils se savent entendus. Ils se taisent. Tu vois Om, voici un bien joli paradoxe : si tu veux faire taire quelqu'un, écoute-le vraiment. C'est irrésistible !

— Et s'il nous répond : « Non, ce n'est pas cela que j'ai dit ? »

— Hé bien, tu recommences un tour de manège : tu redemandes les raisons du refus et tu reformules une fois de plus.

— Et s'il dit non à nouveau ? insista Om.

— Tu recommences jusqu'à obtenir un oui. Tu n'es pas plus bête qu'un autre : si tu mets ton esprit et ton cœur à le comprendre, tu vas bien finir par y arriver.

— Mais s'il continue de dire non ? Cela peut se produire, n'est-ce pas ?

— Tu as raison, dit le sage. Il existe des situations rares où la personne préfère ne pas être comprise. Parce que ses intentions sont inavouables ou inconscientes. Ou bien parce qu'elle cherche le conflit pour le conflit.

— Ben alors, dans ce cas, votre méthode ne sert à rien !

— Elle sert ! répondit le sage. Elle sert à percevoir à qui l'on a à faire. Et à savoir si nous avons une chance de parvenir à un accord satisfaisant. Vois-tu Om, généralement, dans les situations de désaccord, nous nous méfions des gens, *a priori*. Et nous attendons qu'il nous donne des preuves de leur bonne foi. Dans notre pratique, nous faisons exactement le contraire. Nous présumons *a priori* qu'ils sont de bonne foi jusqu'à preuve du contraire. Nous pensons *a priori* qu'ils ont des raisons légitimes de nous dire non. Nous essayons alors sincèrement de comprendre ces raisons et nous vérifions soigneusement que nous les avons bien comprises. Et si nous constatons que la personne ne veut pas être comprise malgré tous nos efforts, alors seulement nous changeons d'attitude.

— Je vois ! s'exclama Om. En fait, c'est la meilleure machine à trier les sales types !

— Si tu veux, continua le vieil homme en souriant. Pour ma part, au bout de trois tentatives de reformulation infructueuse, quatre, si je suis bien disposé, cinq, si je suis d'une humeur éblouissante, je cesse d'utiliser la méthode. Je la range dans ma poche droite et je sors de ma poche gauche les stratégies qui marchent mal : le rapport de force ou le renoncement. Je sais que je ne trouverai pas un accord gagnant-gagnant. Mais j'ai une idée claire de qui est en face de moi et de ma marge de manœuvre.

— Cela arrive souvent ? demanda Om.

— Très rarement, répondit le vieux sage. Les gens qui nous refusent quelque chose ont presque toujours de bonnes raisons.

Om se libère

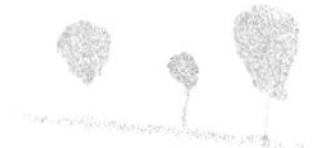

Très bien, dit Om. Mais la porte est toujours fermée et mon peuple souffre ! Allez, débrouillez-vous pour comprendre ce qu'il faut faire pour ouvrir le verrou ! Pour la continuation de l'enseignement, je comprends votre insistance, mais on trouvera bien une solution, non ?

— Tu voudrais que je trouve par moi-même comment déverrouiller le second cran, et en même temps tu sembles souhaiter toi aussi que quelqu'un prenne ta place. Moi par exemple ? C'est bien cela ?

— Ben oui, avoua Om.

Il entendit le deuxième verrou qui se libérait. Son cœur se remplit de joie. En même temps, il était un peu gêné et étonné que le vieil homme ait reformulé non seulement ce qu'il avait exprimé mais aussi ses pensées secrètes. Il se justifia :

— Je ne vois pas qui d'autre que vous pourrait prendre ma place. Après tout, c'est votre enseignement, vous en êtes responsable. Et moi, j'ai un désaccord difficile à résoudre et un peuple à sauver…

— Hé, hé, rit le sage. On peut dire que tu ne manques pas de toupet ! Et bien, c'est d'accord. Je prendrai ta place. J'espère seulement que tu n'auras pas besoin de moi avant qu'il ne passe quelqu'un pour me remplacer !

Ces paroles inquiétèrent Om. Mais il était si content d'être libre à nouveau !

— Sors que je prenne ta place ! grommela le vieux sage. Allez ! Ne traîne pas !

D'un bond, Om se précipita sur la grille et l'ouvrit. Il se rua dehors, bousculant presque le vieux sage qui s'apprêtait à entrer.

— En voilà des manières ! marmonna ce dernier en tirant la grille derrière lui. Om entendit les deux crans du verrou qui se refermaient.

« Quelle drôle de situation ! pensa Om en regardant le vieux sage derrière les barreaux. Le magicien avec tous ses pouvoirs est maintenant prisonnier du sortilège et moi je suis dehors... »

— Que fais-tu à me regarder bêtement ? lui jeta le sage avec humeur. Mets-toi donc en route. Ton initiation n'est pas terminée. Allez file !

— Mais je ne sais pas où aller ! se plaignit Om, réalisant qu'il se trouvait en plein désert et à pied.

— Débrouille-toi ! lui répliqua sèchement le vieux sage. Tu n'as qu'à te fier à ta bonne étoile !

Ayant dit ceci, il s'allongea à même le sol et s'endormit. Au bout de quelques secondes, il ronflait bruyamment. La nuit était tombée. Une multitude d'étoiles emplissaient le ciel. Om les contempla un moment. Laquelle était la bonne ? Laquelle lui indiquait le chemin ? Il choisit la plus brillante et lentement se mit à marcher. Il se sentait si seul et si désemparé ! Cette histoire lui semblait si absurde. Que faisait-il là au milieu du désert à suivre une étoile choisie au hasard et qui le conduirait il ne savait où ?

Il pensa à nouveau à son épouse, à son père et à son peuple. Cela lui redonna un peu de courage. Il marcha toute la nuit. Au point du jour, épuisé, il se laissa tomber sur le sable et s'endormit.

Sixième monde

Om apprend l'art du « ni paillasson ni hérisson »

Zibounours et la tribu des Zapaillons

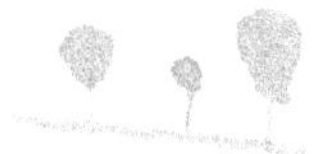

Lorsqu'il se réveilla, Om constata avec stupeur qu'il ne pouvait plus bouger. On avait ligoté ses poignets et entravé ses pieds sans même troubler son sommeil. Il regarda autour de lui. Il faisait déjà presque nuit. Il avait dû dormir bien longtemps !

Il était entouré d'une vingtaine d'hommes, assis à même le sable et qui le regardaient fixement. Une étoffe bleue cachait leur visage.

Un des hommes se leva, posa sa main sur le manche du sabre accroché à son flanc et s'avança vers lui.

La peur s'empara d'Om.

— Qui êtes-vous ? cria-t-il, que voulez-vous ?

L'homme s'avança jusqu'à lui.

— Détachez-moi ! ordonna Om avec l'autorité de celui qui a l'habitude d'être obéi.

L'homme s'agenouilla et approcha son visage tout près du sien. Il le regarda dans les yeux intensément pendant quelques secondes puis dit :

— Non.

Son refus était net, quoique sans agressivité. Il se redressa lentement tout en continuant à fixer Om.

Ce dernier ne broncha pas. Tout juste esquissa-t-il un très léger hochement de tête, comme pour signifier qu'il comprenait ses raisons d'agir et qu'il ne s'y opposait pas. Le visage de l'homme exprima un imperceptible sentiment de surprise. Il regarda Om encore un instant, puis tourna les talons et regagna sa place.

Om réfléchit : « Ma situation n'est pas brillante, pensa-t-il, et je ne suis guère en situation de me faire obéir. Mais je commence à maîtriser une partie de l'art de traiter les désaccords. La preuve ? Je ne me suis presque pas inquiété ni vexé lorsqu'il a refusé de me détacher. En tout cas, je n'en ai rien montré. Et je n'ai rien dit qui aurait pu être interprété comme une contestation ou une opposition.

Bref, j'ai mis en œuvre l'art de « ne pas prendre pour soi » et de « ne pas contrer, ne pas juger ». En théorie, j'aurais dû lui demander pourquoi il ne voulait pas me libérer. Pour une raison qui m'échappe, j'ai senti que ce n'était pas une bonne idée. Trop tôt. L'occasion se présentera sans doute. Pourvu qu'il me refuse encore de me libérer, que je puisse mettre en pratique la troisième étape de la méthode ! »

Il réalisa aussitôt l'absurdité d'une telle pensée.

« Ça alors ! se dit-il, moi qui ai toujours détesté que l'on me tienne tête, j'en viens à le souhaiter ! Voilà qui est bien étrange… Et si cette captivité était destinée à servir mon initiation ? Et si, grâce à cette situation difficile, j'en venais à apprendre la suite de la méthode ? se demanda-t-il. À condition d'en sortir vivant… »

Il frémit. Les hommes s'étaient mis à parler entre eux, sans plus faire attention à lui. Soudain, tout le monde se tut. Un tout petit homme entra dans le cercle en se frottant les mains. Il portait une haute coiffe ornée de dorures et de pierres vives. Elle était presque aussi grande que lui. « Sans doute pour compenser sa taille », pensa Om. C'était sûrement le chef du clan. L'homme se mit à marcher autour d'Om, en décrivant des cercles de plus en plus courts. Il continuait à se frotter les mains et répétait « Parfait, parfait » d'un air satisfait.

— Détachez-moi ! demanda Om qui cherchait à provoquer un refus.

Le petit homme cessa brusquement ses cercles et s'approcha d'Om. Il le regarda un instant et d'une voix fluette dit :

— Vous voulez qu'on vous libère ? Mais pourquoi donc ? Et il s'assit en face de lui.

« Ce n'est pas du jeu ! pensa Om. Il me vole mon pourquoi ! Et même ma reformulation ! »

Un moment décontenancé, il finit par se reprendre. Après tout, où était le problème ?

— Je veux bien vous répondre, lui dit-il, mais déliez-moi au moins les pieds que je puisse m'asseoir confortablement !

Le chef fit un signe de la tête. Aussitôt, deux hommes se levèrent et défirent les liens qui maintenaient ses pieds et ses poignets. Om se frotta un instant les chevilles et s'assit en tailleur à même le sable.

Les hommes se rapprochèrent et s'assirent auprès de leur chef. Alors Om commença à raconter son histoire.

Rapidement, il fut surpris de l'intérêt que portaient les hommes à son récit. Ils se crispaient et se tortillaient sur leurs fesses lorsqu'il décrivait un passage de son aventure où il s'était trouvé en grande difficulté. Leurs visages s'assombrissaient lors des moments où il avait été en proie au découragement. Leurs yeux brillaient de plaisir quand il surmontait une épreuve.

Un silence profond et vibrant accompagnait ses explications sur les différents points de la méthode. Bref, ils semblaient vivre son récit de tout leur être.

De son côté, Om était porté par leur attention et leurs émotions. Il s'enflammait et en rajoutait parfois un peu, enjolivant certains détails de l'histoire ou s'attribuant un rôle plus important qu'il n'avait été.

Arrivé à la quatrième étape de son voyage, il relata en détail les circonstances dans lesquelles lui avait été enseigné l'art de la reformulation. Il raconta la source, la belle inconnue, le double verrou, et comment il avait dû laisser le sage prisonnier du sortilège.

Les hommes commencèrent à manifester des signes d'impatience. Ils s'étaient rapprochés, tendant leur buste vers lui. Leurs yeux étaient fiévreux et certains se tordaient les mains. Ils semblaient attendre une révélation qui allait transformer leur vie.

Lorsqu'il dit qu'il avait longtemps marché dans le désert en suivant l'étoile la plus brillante du ciel et qu'il avait fini par s'endormir, épuisé sur le sable, leur impatience se changea brusquement en désarroi. Le chef s'écria :

— Attends !

Om se tut, surpris d'avoir été interrompu. L'homme pointa vers lui un doigt tremblant :

— Tu veux dire que c'est à ce moment que nous t'avons trouvé ?

— Oui, répondit Om étonné de la question et de l'émotion de son interlocuteur.

Tous les hommes baissèrent la tête. Leurs épaules se voûtèrent subitement. Comme s'ils étaient en proie à une immense déception. La haute coiffe du chef tomba sur le sol. Il ne fit pas un geste pour la ramasser. Om ne savait quoi penser.

— Que se passe-t-il ? osa-t-il après un moment.

— Il se passe, dit leur chef en relevant péniblement la tête, que nous connaissons et pratiquons depuis des générations les quatre compétences qui t'ont été enseignées. Il ramassa son couvre-chef et le remit sur sa tête. Nous pouvons même dire que nous en sommes des experts.

— Où est le problème ? demanda Om

— Le problème ? C'est que cela ne marche pas ! répondit lentement le chef.

— Comment cela ? demanda Om abasourdi.

— Quel est ton nom et qui es-tu ? questionna le petit homme.

— Je m'appelle Om. Je suis le Roi du Pays Bleu.

— Et moi, je suis Zibounours, chef de la tribu des Zapaillons. Nous sommes des nomades et vivons dans ce désert depuis des générations.

— Ravi de vous connaître ! tenta Om sans obtenir de réponse.

— Vois-tu, Om, continua Zibounours, notre tribu est réputée pour son humanité. Nous aimons faire plaisir. Nous détestons les conflits et nous sommes facilement d'accord avec les autres. Notre souci principal est de préserver la qualité des relations. L'amour ou l'amitié ont une grande valeur à nos yeux. Pour cela, nous sommes appréciés et notre compagnie est recherchée. En cas de désaccord, nous sommes capables de maîtriser nos émotions et d'apaiser celles des autres. Nous sommes également naturellement portés à nous intéresser aux problèmes de la personne avec laquelle nous sommes en désaccord et à comprendre sa position. Nous pratiquons enfin avec un certain bonheur l'art de la reformulation.

— Mais c'est une chance ! dit Om

— Non, répondit Zibounours. Ce n'est pas une chance… Et je vais te dire pourquoi.

Les Zapaillons ont un problème

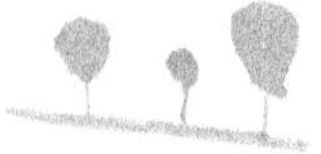

— Nous avons un vrai problème, dit Zibounours : une fois que nous nous sommes mis à la place de notre interlocuteur, nous comprenons si bien les raisons de son refus que nous tombons d'accord avec lui. C'est comme si à force de nous mettre à sa place, nous devenions lui et nous finissions par vouloir ce qu'il veut. Tout en oubliant que, nous aussi, nous voulions quelque chose. Et pour finir, nous renonçons à obtenir ce que nous voulons. Comprends-tu Om, même si nous apprécions de nous sentir aimés, nous avons souvent l'impression que les gens profitent de notre gentillesse. Pour tout dire, nous avons régulièrement le sentiment de nous faire avoir. Combien de fois nous sommes nous retrouvés perdants dans les tractations parce que nous avons accepté des choses que nous ne souhaitions pas vraiment ! C'est plus fort que nous. Nous nous mettons tellement à la place des autres que nous ne savons plus qui nous sommes ni ce que nous voulons. Et autre chose nous attriste. Car si nous sommes appréciés, nous ne sommes pas vraiment respectés. Il faut bien reconnaître qu'avec nos « ça ne fait rien », « ça n'est pas grave » ou « c'est comme vous voulez », nous n'effrayons personne. En définitive, nous gardons de tout ceci une certaine rancœur, même si nous affichons partout un sourire aimable. Et il y a pire : parfois, lorsque nous avons trop pris sur nous, lorsque nous avons trop fait d'efforts, tout le ressentiment et les tensions accumulées explosent d'un coup. Nous nous mettons à hurler ou à agresser les autres pour de toutes petites choses. Ceux-ci sont surpris de tant de violence inhabituelle. Ils font alors profil bas, pour un temps.

De notre côté, nous nous sentons honteux et coupables. Nous redevenons alors gentils et compréhensifs. Et tout recommence.

Il se tut. Ses hommes hochaient la tête tristement.

— Ma tribu vient d'essuyer des désillusions importantes et successives lors de négociations avec une tribu voisine. Nous avons si bien compris leur point de vue que nous avons fini par céder sur tout. Nous en avons conçu une telle frustration que j'ai décidé brusquement de compenser nos pertes de n'importe quelle façon. C'est comme cela que nous avons eu l'idée de te faire prisonnier afin d'obtenir une rançon. Mais comme tu le vois, nous ne pouvons tenir longtemps le rôle de bourreau. Le rapport de force nous fait honte. Bien vite, nous t'avons détaché et nous avons essayé de te comprendre. À présent, nous n'avons plus aucune envie de te retenir prisonnier. Au contraire, nous souhaitons de tout cœur que tu regagnes ton pays et sauves ton peuple.

Om était touché par tant de détresse et d'humanité. Il n'avait plus du tout envie de s'échapper. Il désirait les aider. En même temps, il pensait à ce qu'il était venu chercher dans cette aventure… À quoi servait de maîtriser les quatre compétences qu'il avait apprises, si c'était pour se retrouver dominé lors des négociations ? S'il s'agissait de renoncer, autant le faire dès le début ! Le vieux sage l'aurait-il trompé sur l'efficacité de son enseignement ? Comment allait-il obtenir l'accès au fleuve avec une méthode qui ne marchait pas ? Aurait-il fait tout ce voyage pour rien ? Om sentit le découragement l'envahir. Puis il se ressaisit.

— Pourquoi continuez-vous à adopter un comportement qui ne marche pas ? demanda-t-il, subitement révolté.

— Nous n'avons pas toujours été des gens compréhensifs, Om, crois-moi. Mon arrière-grand-père s'appelait Zayrisson. Lui et ses hommes étaient des gens qui aimaient bien avoir le dernier mot. Ils aimaient également obtenir ce qu'ils convoitaient. Peu importe si la relation avec les autres devait en souffrir. Pour eux, la fin justifiait les moyens. Et leur moyen favori était le rapport de force. Ils savaient ce qu'ils voulaient et étaient prêts à tout pour l'obtenir.

Bien entendu, leurs comportements outranciers les faisaient craindre. Et on les évitait. Ils se retrouvaient donc souvent isolés. Comme ce n'était pas ce qu'ils voulaient, ils se mettaient en colère contre les autres exigeant d'être aimés et entourés. Ce qui les isolait davantage.

Alors, ils pouvaient sombrer dans des moments de dépression intense. Leur détresse attirait la compassion. Les autres se rapprochaient à nouveau. Et tout recommençait.

Parfois, c'était pire encore. Ils tombaient sur des tribus au tempérament similaire. Violents et susceptibles. Lors des négociations, personne ne voulait céder sur rien. Et les choses dégénéraient souvent en de terribles combats desquels chacun ressortait affaibli et épuisé.

Petit à petit, nous avons renoncé à nos vieilles habitudes pour adopter d'autres façons de procéder. Notre aptitude à gérer les émotions et notre capacité à nous mettre à la place des autres sont le fruit des efforts de plusieurs générations. Nous avons beaucoup évolué, même s'il nous reste du chemin à faire.

— Votre attitude compréhensive ne donne pas non plus de grands résultats, fit remarquer Om.

— C'est vrai. Mais nous avons la conviction que nous sommes sur la bonne voie. Nous pensons qu'il nous faut aller plus loin. Qu'il nous manque seulement quelque chose.

— Quoi donc ? demanda Om

— Quelque chose qui nous permettrait d'éviter les pièges du renoncement ou du rapport de force.

— Quelque chose ? Mais quoi ? répéta Om.

— Nous espérions que tu allais nous l'apprendre ! dit Zibounours tristement.

— J'avais le même espoir vis-à-vis de vous… dit Om piteusement.

Tous poussèrent un long soupir.

— Ça suffit ! hurla brusquement Zibounours en se relevant d'un coup et en sortant son sabre de son fourreau. Assez soupiré ! Assez de faire les gentils ! Assez de faire des efforts ! Assez de toujours comprendre les autres ! Tu ne partiras pas d'ici tant que tu n'auras pas trouvé comment résoudre notre problème. Après tout, en un seul voyage tu as acquis un savoir-faire que nous avons mis des générations à apprendre. Tu dois bien être en mesure de trouver par toi-même ce qui nous manque ! Qu'on l'attache et le suspende au-dessus de la fosse aux hyènes !

La fosse aux hyènes

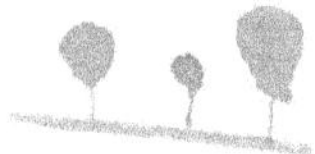

On l'emmena sans ménagement auprès d'un vieil arbre sans feuilles qui surplombait une fosse obscure. On l'attacha et le suspendit à la plus grosse branche comme un saucisson juste au-dessus de la fosse. Om sentit quelque chose qui s'agitait environ trois mètres sous lui. Il jeta un œil : la fosse était infestée d'hyènes ! Elles décrivaient des cercles incessants au-dessous de lui. Il voyait leurs yeux briller et entendait leurs crocs claquer sèchement. Il était terrorisé.

— Mais non, implora Om. Vous ne pouvez pas faire cela ! Vous disiez que vous vouliez m'aider. Je vous en prie, laissez-moi partir !

— Sûrement pas ! interrompit Zibounours.

— D'accord, dit Om. Il essayait de se calmer et de gagner un peu de temps tout en mettant en pratique ce qu'il avait appris.

— D'accord ou pas, l'interrompit Zibounours, tu n'as pas le choix. Ici, c'est moi qui commande ! Et n'essaye pas de me berner avec tes manigances que nous connaissons par cœur ! Et si tu veux savoir pourquoi nous faisons cela, c'est parce que nous voulons que tu trouves le savoir-faire qui nous manque. Eh oui, c'est bien ça que nous voulons. Voilà ! Je t'ai épargné le questionnement et la reformulation, tu en es arrivé au point qui nous intéresse, débrouille-toi avec ça ! Trouve quelque chose qui nous donne envie de te libérer !

« Ils veulent juste me faire peur, pensa Om. D'ici, les hyènes ne peuvent pas m'atteindre, même en sautant ». Il se rassura un peu.

— Combien de temps me donnez-vous ? demanda-t-il.

— Ce n'est pas du temps que nous te donnons mais un nombre de réponses. À chaque mauvaise idée, nous te descendrons de cinquante centimètres.

— Mais ça ne me donne le droit qu'à trois ou quatre erreurs ! dit Om avec angoisse.

— C'est ça, tu as compris ! dit le chef froidement.

Om n'en revenait pas. Ce revirement d'attitude était incompréhensible. La cruauté dont faisait preuve Zibounours dépassait ce qu'il aurait pu imaginer d'un homme qui pratiquait l'écoute et l'empathie avec tant de naturel.

— La nuit tombe, reprit Zibounours. Nous allons te laisser à ta réflexion. Si tu as une idée, tu n'as qu'à crier, nous viendrons écouter ce que tu as à nous proposer. Si tu ne trouves rien, dès l'aube nous couperons la corde. Bon appétit ! dit-il sournoisement.

Il fit un signe. Tous les hommes se levèrent et quittèrent l'endroit.

« Il doit être à bout, se dit Om. Il a trop renoncé, trop fait d'efforts en vain. À présent, il craque. Les réflexes ancestraux refont surface en lui. Et il n'a pas l'air du tout de se sentir honteux ou coupable comme il le disait. Sans doute a-t-il atteint un point de non-retour. Je ferai mieux de réfléchir, et vite ! »

Il récapitula en hâte son enseignement : « Les deux premières étapes permettent d'apaiser les émotions. Les miennes d'abord, en comprenant qu'il n'y a rien de personnel dans ce refus. Celle de mon interlocuteur ensuite, en évitant de contrer ou de juger. La troisième étape, celle du « Pourquoi ? » me permet d'avoir toutes les informations sur ce que veut mon interlocuteur. J'y trouve les conditions de son « oui » futur. La quatrième, la reformulation, me permet de lui montrer que je l'ai compris. J'ai alors, en face de moi, quelqu'un qui se sent entendu et compris. Et qui se tait. Et c'est là que les Zapaillons sont coincés. Pourquoi ? Parce qu'ils renoncent à ce qu'ils veulent. Peut-être qu'à cet instant, il faut profiter du silence de l'autre et de la confiance instaurée pour exiger ce que l'on veut ? Peut-être est-ce la solution ? L'un puis l'autre ? De la compréhension puis du passage en force ? Hé, hé ! pensa-t-il sournoisement, je l'amadoue d'abord puis j'impose mon point de vue… C'est sûrement ça ! Il pensa au sage. Quel hypocrite, se dit-il ! Il en faisait des manières ! En fait, il suffit de faire semblant ! Et quand l'autre baisse la garde, toc ! Je reprends le dessus ! »

Sûr de lui et tout excité, il appela. Zibounours vint sans tarder.

— J'ai la solution ! affirma Om. Descendez-moi !

— D'accord, dit Zibounours qui s'était emparé de l'autre bout de la corde. Il se mit à descendre Om très lentement vers la fosse aux hyènes.

— Que faites-vous ? Arrêtez ! hurla Om.

— Il faudrait savoir ! répondit Zibounours. Il retint la corde et ajouta : Allez, vas-y ! Donne-moi envie de te libérer ! Il eut un sourire mauvais : Tu me donnes une idée ! Chaque fois que tu diras quelque chose qui me donne un peu envie de te libérer, je te remonterai un peu. Chaque fois que tu diras quelque chose qui me contrarie, je te descendrai un peu. C'est plus stimulant pour toi et plus amusant pour moi !

— Ah non ! dit Om, vous ne pouvez pas changer les règles comme cela !

Aussitôt, Zibounours laissa filer la corde d'une vingtaine de centimètres.

— D'accord, d'accord, dit Om, on va faire comme vous dites.

Zibounours tira sur la corde. Om remonta de dix centimètres. Om tenta de reprendre ses esprits.

— Bon, dit-il, en fait, vous vous retrouvez dans une situation très pénible… Dans vos relations avec les autres tribus, vous avez renoncé au rapport de force pour adopter une attitude compréhensive. Or vous constatez que si vous établissez des relations positives, vous avez du mal à obtenir ce que vous voulez. Vous avez confiance dans votre nouvelle attitude, mais vous pensez qu'il vous manque un savoir-faire. Vous voulez savoir comment faire pour comprendre la situation de l'autre sans renoncer à ce que vous voulez. Et vous comptez sur moi pour le découvrir et vous l'enseigner. C'est bien ça ?

— C'est exactement ça, répondit Zibounours avec satisfaction. Il remonta Om d'une vingtaine de centimètres.

« Ça y est, pensa Om, je l'ai amadoué. Passons à l'étape suivante… »

— Je comprends que vous ayez besoin de ce savoir-faire, reprit Om. Mais moi je dois rentrer dans mon pays pour sauver mon peuple…

Il n'eut pas le temps de continuer. Zibounours avait lâché la corde d'une trentaine de centimètres ! Le sang d'Om se glaça dans ses veines.

— Qu'est-ce que j'ai dit qui vous a contrarié ? demanda-t-il, terrorisé.

— Je ne sais pas, dit Zibounours. Quelque chose me déplaît. J'ai l'impression que tout ce que j'ai dit n'a aucune importance pour toi. La seule chose qui compte en fait pour toi, c'est de

rentrer dans ton pays. Je le sens. Même si je ne sais pas identifier ce qui en est la cause. Essaye autre chose.

Om fit un effort pour se ressaisir.

— Je comprends que vous ayez besoin de ce savoir-faire, reprit
Om. Mais moi aussi j'en ai besoin… Encore une fois, Om
sentit avec angoisse qu'il descendait d'une trentaine de centimètres. Il vit les hyènes s'agiter au-dessous de lui.

— Qu'est-ce que j'ai dit ? cria-t-il de nouveau.

— Le fait que tu aies le même besoin que nous me conduirait
plutôt à te remonter un peu. Mais il y a quelque chose qui m'a
contrarié. J'ai l'impression que tu me dis : « Vous avez tort de
me contraindre puisque moi aussi je veux la même chose que
vous ». Bref après m'avoir dit que tu me comprenais, tu me dis
que j'ai tort.

— Mais je n'ai jamais dit ça ! protesta Om.

Zibounours le descendit immédiatement d'une vingtaine de
centimètres.

— Tu recommences ! On peut dire que tu sais t'y prendre pour
me contrarier ! Je crois que tu as encore besoin de réfléchir un
peu. Essaye donc de comprendre pourquoi tu me donnes l'impression que mon problème ne te tient finalement aucunement
à cœur et que seul ton sort te préoccupe. Quand tu me dis que
tu me comprends, mais que… c'est comme si tu annulais tout
ce que j'ai dit auparavant. C'est comme venir avec un drapeau
blanc pour finalement me faire une déclaration de guerre.

— Mais… protesta Om. Il n'eut rien le temps d'ajouter, la
corde fila de trente bons centimètres.

— C'est ça ! dit Zibounours.

— Mais… je n'ai rien dit ! protesta Om, qui ne comprenait
plus rien.

— Ça recommence ! reprit Zibounours en laissant filer à nouveau la corde de quelques centimètres. C'est vraiment étrange ! Réfléchis donc là-dessus. Je te laisse. Appelle-moi si tu as une vraie bonne idée ! Il laissa filer la corde d'un bon demi-mètre supplémentaire et ajouta :

— C'est pour te motiver un peu plus…

Om comprend
quelque chose d'important

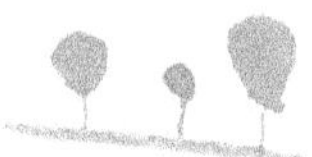

Om se retrouva seul à nouveau. Il essaya de mesurer sa hauteur vis-à-vis des hyènes. Encore un demi-mètre et elles pourraient sans doute l'atteindre. « Je n'ai plus beaucoup de marge ! se dit-il avec inquiétude. Ah ! Si seulement je n'avais pas demandé au vieux sage de prendre ma place derrière la grille ! »

Il retourna le problème dans sa tête encore et encore sans réponse… Il finit par s'endormir, épuisé, suspendu au-dessus du vide et des hyènes. Il fit un rêve étrange. Le vieux sage se tenait devant une maison qui semblait être la sienne. Elle était en flammes. Il s'agissait d'une petite hutte en bordure d'un village, non loin d'un étang sur lequel se reflétaient les couleurs rougeoyantes de l'incendie. Le feu faisait rage.

Le sage, lui, ne bougeait pas. Il semblait se réjouir du spectacle et tendait ses mains vers le feu pour profiter de sa chaleur. Tout d'un coup, il se baissa et ramassa une branche et la jeta dans le feu. Puis, il en saisit d'autres et les jeta joyeusement dans les flammes. « Que fait-il ? » pensa Om qui n'en croyait pas ses yeux.

Sur ces entrefaites, les gens du village arrivèrent avec toutes sortes de récipients. Une chaîne s'organisa entre l'étang et la maison : on tentait énergiquement d'éteindre l'incendie.

Au même moment, un gros nuage noir apparut à l'horizon. Il se rapprocha rapidement. Bientôt, il fut au-dessus de la hutte, sur laquelle il déversa une pluie lourde et abondante. Le feu s'affaiblit. Les villageois cessèrent la chaîne, se rassemblèrent en cercle autour du feu déclinant et attendirent que la pluie ait fini son œuvre.

Le sage alors prit un seau et courut vers le lac. Il y puisa de l'eau et revint aussi vite que possible arroser ce qui restait de l'incendie. « Cette fois, c'est sûr : il est vraiment fou ! » pensa Om. Il se rapprocha du vieil homme et saisit son bras. « Mais que faites-vous ? Arrêtez ! Vous êtes malade ! » lui cria-t-il.

Celui-ci le regarda, étonné et dit : « Quand le feu est là, j'aide le feu, quand l'eau est là, j'aide l'eau ! J'accompagne ce qui est là, je ne m'y oppose pas ! »

Et il ajouta : « Tu ferais bien de faire comme moi ! » Om se réveilla brusquement. Il avait la tête en feu.

« J'ai compris ! hurla-t-il ! J'ai compris ce qui contrarie Zibounours ! Je sais ce qui lui fait penser que je ne me soucie pas de lui ! »

Il appela. Zibounours vint sans tarder.

— Alors ? dit ce dernier. Tu as trouvé quelque chose ?

— Peut-être… répondit Om prudemment.

— Voyons cela ! reprit Zibounours en détachant l'extrémité de la corde qui retenait Om et en la saisissant fermement de ses deux mains.

— Alors voilà, dit Om. J'ai compris que vous aviez absolument besoin de la cinquième étape de la méthode, car vous en avez assez de toujours comprendre tout le monde sans pouvoir faire entendre votre point de vue et obtenir ce dont vous avez besoin. Et que vous comptiez sur moi pour le découvrir. C'est bien cela. ?

— Oui, oui, c'est cela dit Zibounours. Ça fait trois fois que tu reformules notre besoin. Ça devient un peu répétitif certes, mais c'est quand même bien agréable d'avoir enfin quelqu'un qui nous comprend. Et il remonta Om de deux ou trois centimètres. Et alors ? demanda-t-il ? Continue !

— De mon côté, reprit Om, c'est mon désir le plus cher de découvrir comment on peut affirmer son point de vue sans que cela soit compris et ressenti comme une opposition. Et je n'imagine pas rentrer dans mon pays sans avoir appris l'ensemble de la méthode. Et je crois que c'est en y travaillant avec vous, que j'ai le plus de chance d'y parvenir.

— Hum, dit Zibounours. Étrange… J'ai vraiment envie de te remonter un peu, dit-il en tirant sur la corde… Et il releva Om d'un bon mètre. Mais comment t'y es-tu pris ? Je veux savoir !

— Je crois que j'ai compris quelque chose d'important et je vais vous l'expliquer. Pouvez-vous me ramener à côté de vous ?

— Hum, fit Zibounours méfiant. Qui me dit que tu ne vas pas essayer de nous échapper sans nous dire ton secret ?

— Ce secret est très important pour vous, répondit Om. Je comprends que vous ne vouliez courir aucun risque. En même temps, je serais beaucoup plus à l'aise pour partager mon secret avec vous sans ces cordes qui me serrent et m'étouffent un peu. De plus, j'ai peur et j'aimerais bien me sentir plus en sécurité.

— Tu as manifestement compris quelque chose d'important. Je ne suis pas parvenu à me sentir contrarié alors même que j'essayais de mon mieux… Je veux savoir ton secret !

— Et moi je veux vous le dire. En même temps, je me demande si le secret est bien en sécurité, accroché au-dessus d'une meute de hyènes féroces, au bout d'une corde usée et qui pourrait bien se rompre.

— Tu as raison ! dit précipitamment Zibounours. Attends, ne bouge surtout pas trop. Nous allons te sortir de cette position tout à fait incertaine !

Bien vite, Om se retrouva au côté de Zibounours. Ce dernier était transformé : son visage était radieux. Il riait et tournait autour d'Om en répétant :

— Merveilleux, merveilleux ! Tu as percé le mystère qui nous tourmente depuis si longtemps ! Tu viens de faire la preuve que l'on peut comprendre quelqu'un, sans renoncer à dire ce que l'on veut. Et que l'on peut le dire sans créer une réaction de défense. Et de plus, tu as obtenu ce que tu voulais : que je te décroche de ton arbre ! Merveilleux, merveilleux ! Tu viens de prouver que l'on peut obtenir ce que l'on veut sans recourir au rapport de force et sans s'aplatir devant les autres ! Merveilleux, merveilleux ! Mais comment as-tu fait, quel est le secret ? Parle, je t'en conjure !

Om enseigne à Zibounours
ce qu'il a compris

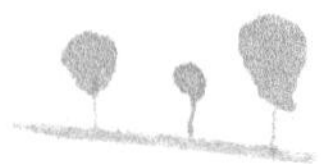

Donne-moi d'abord à boire ! dit Om. J'ai la langue toute sèche et j'ai bien du mal à parler.

— Bien sûr, bien sûr, dit Zibounours avec empressement.

Il apporta à Om une belle gourde bien pleine. Celui-ci but à grandes lampées. L'eau fraîche lui faisait du bien. Il se sentait ragaillardi et plein d'espoir pour sa mission.

— Alors, dis-moi le secret ! demanda Zibounours qui s'impatientait.

— Écoute, je ne sais pas bien comment j'ai obtenu que tu me descendes de l'arbre, mais je crois que j'ai compris quelque chose d'important.

— Continue ! supplia Zibounours.

— Une fois que l'on a compris ce que veut l'autre, deux pièges nous menacent... Le premier ? Renoncer à ce que l'on veut. C'est dans ce piège que vous êtes coincés depuis des années. N'est-ce pas ?

— Quel est le deuxième piège ? demanda Zibounours

— Retomber dans le rapport de force. Présenter ce que l'on veut d'une manière qui suscite immédiatement la méfiance chez l'autre.

— Quelle est cette manière qui crée la méfiance ? demanda fiévreusement Zibounours.

— Il suffit d'un mot.

— Un mot ?

— Un seul mot qui laisse penser que malgré l'intérêt que nous avons porté à l'autre, nous sommes restés sur notre position et que seul notre intérêt nous tient à cœur.

— Un mot ? répéta Zibounours. Quel est ce mot maléfique ?

— C'est un tout petit mot, mais qui annule tous les efforts de compréhension déployés jusque-là. Un mot qui est une annonce de reprise des hostilités. Un mot qui est entendu comme une déclaration de guerre !

— Quel est ce mot ? Ne me fais pas languir !

— C'est le mot que j'ai arrêté de prononcer lors de notre dernière négociation et que j'ai remplacé par un autre mot. Un mot encore plus petit. Mais qui a un grand pouvoir.

— Tu te moques de moi ! s'énerva Zibounours. Ne me dis pas qu'il suffit de remplacer un mot par un autre pour tout changer ! Ne me dis pas que nous sommes pris dans ce piège depuis des années juste pour un mot !

— Le mot n'est pas tout, répondit calmement Om. C'est ce qu'il sous-entend qui est important. C'est le message qu'il véhicule qui compte.

— Quel est ce message ?

— *Ton intérêt me tient autant à cœur que le mien.*

— Tu connais un mot pour dire cela ?

— Oui ! dit Om en riant. Un mot qui dit que je ne m'oppose pas à ce que tu veux. Et qui, c'est magnifique, me permet, dans la foulée, de dire ce que je veux sans que cela te contrarie ! C'est bien cela que tu m'as demandé de trouver, au risque de ma vie, n'est-ce pas ?

— Dis-moi ce mot ou je t'étripe ! dit Zibounours en sortant son poignard de son fourreau.

— Mais… dit Om.

— Il n'y a pas de « mais » ! s'emporta Zibounours en approchant dangereusement son arme de la gorge d'Om.

— Si ! dit Om. Il y a un « *mais* ». Et c'est lui le mot maléfique !

Zibounours arrêta net son geste. Il réfléchit intensément. Il revoyait la scène où il tenait Om au bout de sa corde et comment il avait eu envie de le descendre vers les hyènes chaque fois qu'il avait prononcé ce mot. « Je comprends que vous ayez besoin de ce savoir-faire, mais moi je dois rentrer dans mon pays pour sauver mon peuple… »

Et il comprenait bien que ce n'était pas le mot seul, mais ce qu'il sous-entendait qui l'avait à chaque fois contrarié.

— Ça alors ! dit-il, pensif. Cela semble incroyable… Et par quoi remplaces-tu le mot maléfique ?

— Par un mot qui, sans en avoir l'air, envoie un message inverse : « Je tiens compte de ce que tu viens de me dire ». Ou : « Je ne vais pas m'opposer à ce que tu veux ». Ou bien : « Nos deux positions apparemment contraires peuvent très bien coexister ». Ou encore : « Ce que je vais t'annoncer n'est pas opposé à ce que tu viens de me dire ».

— Et tu peux dire cela avec un seul mot ? dit Zibounours en se grattant pensivement la tête.

Je vous mets sur la voie dit Om : plutôt qu'opposer deux points de vue, vous pouvez les poser côte à côte. Quel est le mot le plus simple qui exprime la réunion de deux choses ?

— « Et » ? C'est ça le mot magique ?

— Oui. « Et ». Ou des mots similaires qui permettent de juxtaposer deux points de vue différents comme : « en même temps », « de mon côté », « pour moi »… Souvenez-vous, c'est comme cela que j'ai obtenu que vous me remontiez peu à peu. J'ai remplacé les "mais" par ces mots-là ! « Je comprends que vous ne vouliez courir aucun risque. *En même temps*, je serais beaucoup plus à l'aise pour partager mon secret avec vous sans ces cordes qui me serrent et m'étouffent un peu. De plus, j'ai peur et j'aimerais bien me sentir plus en sécurité ».

— Je comprends ! Remplacer les *mais* par des *et,* t'a permis de dire ce que tu voulais sans créer chez moi de réaction hostile !

— Oui ! Cela m'a permis d'adopter une position qui ne renonce pas et n'agresse pas ! C'est la position *ni paillasson ni hérisson.* C'est un équilibre subtil, qui a un vrai pouvoir !

— Il y a quand même quelque chose qui cloche… l'interrompit Zibounours.

— Quoi donc ? demanda Om.

Quelque chose cloche dans la méthode

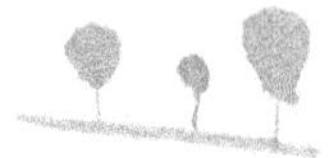

— Tu as réussi à exprimer ton point de vue sans que je le prenne contre moi, dit Zibounours. Ce qui est un point important. Mais comment as-tu obtenu que je te descende de l'arbre ? Ce n'est pas parce que je ne ressens pas d'hostilité contre toi que je vais faire ce que tu veux ! D'autant que je venais de te le refuser ! Comment expliques-tu cela ?

Om réfléchit un moment.

— Je ne sais pas. Je découvre comme vous l'art de la *juxtaposition*. Je ne sais pas ce qui vous a convaincu. Je crois qu'à un moment donné, j'ai réalisé que nos deux points de vue n'étaient pas contradictoires mais complémentaires : vous teniez à ce que je vous révèle mon secret et je tenais à ma vie. Une fois ceci établi clairement, j'ai vu que le secret et ma vie seraient plus en sécurité au sol que suspendus en l'air au-dessus des hyènes. Je vous ai fait part de ma réflexion et vous en avez immédiatement convenu.

— Oui, mais c'est un coup de chance ! dit Zibounours déçu. Poser son point de vue sans créer de réaction hostile est dû à ton adresse. Mais comment fait-on pour que les deux positions, au départ opposées, deviennent complémentaires ? Un autre mot magique existerait-il ?

212

— Je n'en sais rien, avoua Om. Il nous manque sans doute une compréhension et une compétence supplémentaires. Mon maître me l'avait dit : « Tu devras acquérir six compréhensions et six compétences ». J'en suis à cinq. Et vous aussi.

— Je me demande si je ne vais pas t'accrocher à nouveau au-dessus des hyènes, dit Zibounours pensivement. Ça a plutôt bien fonctionné tout à l'heure…

Om se leva d'un bond :

— Ah non, non, non ! Un contrat est un contrat ! J'ai tenu ma parole, à vous de tenir la vôtre ! Laissez-moi partir ! De toute façon, à chaque étape de mon parcours, j'ai acquis un savoir-faire et un seul. Celui qui nous manque ne me sera pas révélé ici, mais ailleurs. Il faut que vous me laissiez continuer mon voyage !

— Hum, répondit Zibounours en lissant les poils de sa moustache. Je comprends que tu as envie de partir pour terminer ton voyage initiatique, retrouver ton peuple et le sauver. ET moi, je voudrais bien avoir le secret final !

Il se mit à réfléchir en silence, puis tout d'un coup s'écria :

— Je sais ! Je vais t'accompagner ! Comme cela, j'apprendrai le dernier secret lorsque tu le découvriras et tu pourras continuer ton voyage !

— Génial ! s'exclama Om, tout content de partir et de faire route avec un tel compagnon.

Zibounours organisa rapidement les préparatifs du voyage et donna ses instructions pour que les affaires courantes soient gérées pendant son absence. Il fit équiper deux chameaux. Om s'inquiéta :

— Je ne suis jamais monté sur un chameau !

— Tu apprendras ! lui lança Zibounours avec un grand sourire.

Om s'approcha de sa monture accroupie et lui caressa la tête.

— Après tout, tu ne dois pas être bien différent d'un cheval, si ?

— Mourf ! répondit le chameau.

— Quoi ? sursauta Om. C'est mon chien ! Je veux dire mon cheval ! Il a dit « Mourf ! » Il parle !

— C'est un chameau, corrigea Zibounours. Il est à moi et il ne parle pas : il déblatère.

Et il regarda Om un peu bizarrement.

Septième monde

Om apprend l'art de trouver des solutions gagnant-gagnant

Le terrible géant

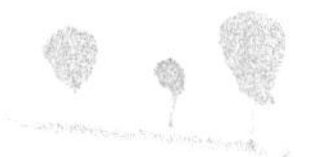

Om et Zibounours se mirent en route de fort bonne humeur. Om sentait que son initiation allait bientôt être accomplie et Zibounours brûlait du désir d'acquérir la totalité de la compréhension que son peuple recherchait depuis si longtemps.

Au bout de trois jours et trois nuits, ils arrivèrent aux limites du désert. Les dunes dorées firent place à une terre de plus en plus verdoyante. Les arbres se faisaient plus nombreux et il leur arrivait de croiser des ruisseaux. C'était le printemps. Les fleurs égayaient le paysage de leurs mille couleurs, les oiseaux chantaient dans les arbres et leur cœur était rempli d'espoir.

Un soir, les deux compagnons arrivèrent en bordure d'une forêt dense et sombre. Ils décidèrent de s'arrêter pour la nuit. Ils installèrent leur campement. Om ramassa quelques branches mortes afin de faire un feu. Zibounours déclara qu'il allait cueillir des baies dans la forêt pour leur repas.

— Ne t'éloigne pas trop ! lui demanda Om, inquiet à l'idée de rester seul au bord de cette forêt.

Une heure plus tard, Zibounours n'était toujours pas de retour. Le soleil déclinait sur l'horizon. Le froid et l'humidité commençaient à pénétrer toute chose. Om avait un mauvais pressentiment. Et s'il était arrivé quelque chose à Zibounours ?

Celui-ci connaissait le désert, mais que savait-il des forêts et de leurs dangers ? Il essaya de se rassurer. Au bout d'un moment, son inquiétude fut la plus forte. Il prit une gourde d'eau et s'enfonça dans la forêt sur les traces de son ami.

Om était un chasseur émérite. Il savait suivre un gibier dans la forêt rien qu'en observant le sol et les branches déplacées ou brisées. Il marcha ainsi pendant une bonne heure. La nuit était presque tombée et il devenait de plus en plus difficile de repérer les traces de Zibounours.

Soudain, Om aperçut une lueur derrière un bouquet d'arbres. Il s'approcha prudemment. Il s'allongea à plat ventre derrière un buisson et attendit que ses yeux s'habituent à l'obscurité.

Il aperçut alors, au milieu d'une clairière, une haute maison au toit de chaume. La porte d'entrée étonnait par sa taille : au moins cinq mètres de haut ! Devant la maison, à une vingtaine de mètres, se trouvait un grand poteau encore plus haut que la porte.

Om distingua dans l'obscurité quelque chose qui bougeait à son sommet. Il s'approcha d'un mètre en rampant. Stupéfait, il aperçut Zibounours, bâillonné et ligoté en haut du poteau.

Soudain, le sol se mit à trembler. Un hurlement jaillit de l'intérieur de la maison. Un géant se tenait dans l'encadrement de la porte. Il se frappa la poitrine et poussa un cri effrayant. « Mouaaaaaa ! Mouaaaaaa ! Mouaaaaaa ! »

Om tressaillit et se jeta dans un buisson en se plaquant au sol. Il se fit aussi petit que possible.

Le sol se remit à trembler sous les pas du géant. Du bout d'un tison incandescent, il se mit à fouiller les taillis autour de la clairière. Il se dirigeait vers Om. Il était maintenant tout près. Om ne pouvait s'enfuir sans se faire repérer ni rester sans risquer de se faire embrocher.

Négociation paradoxale

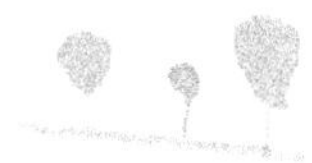

Il eut alors une idée folle : il se leva d'un bond et, avant que le géant n'ait eu le temps de réagir, fila vers le poteau. Lestement, il l'escalada et se retrouva tout en haut, juché sur les épaules de Zibounours.

Le géant, ahuri, le regarda faire. Il s'approcha du poteau et regarda Om, perché tout en haut, si haut qu'il ne pouvait l'atteindre, même avec sa pique pointue. Il déclara d'une voix mauvaise :

— Tu es mon prisonnier ! Comme l'autre !

— Pas du tout ! rétorqua Om avec aplomb. Je ne suis pas votre prisonnier, je suis monté ici de mon plein gré !

Le géant fronça les sourcils.

— Oui, mais tu ne peux plus t'en aller, tu es donc mon prisonnier !

— Mais je ne veux pas m'en aller, répondit Om. Où pourrai-je aller ? De plus, je suis ici avec mon ami, pourquoi l'abandonnerais-je ?

Le géant fronça de nouveau les sourcils.

— Ici, c'est moi qui commande ! Tu dois t'en aller, nom d'une pipe !

— Sûrement pas ! répondit Om. D'ici, la vue est magnifique et je vous trouve fort sympathique. Non, non, n'insistez pas, je compte rester encore un peu.

— Tu vas partir ! hurla le géant en pointant son doigt vers Om.

Il se mit à tourner autour du poteau et à taper du pied rageusement.

— C'est moi qui commande ! C'est moi qui commande ! Et je ne suis pas sympathique ! Je suis redoutable et effrayant ! répéta-t-il plusieurs fois.

— Vous n'avez qu'à m'ordonner de rester ! suggéra Om.

Le géant arrêta son manège immédiatement :

— Alors je t'ordonne de rester ! dit-il.

— Vous voyez, dit Om espiègle, lorsque vous faites ce que je vous dis, je fais ce que vous me dites. Autrement dit : quand vous m'obéissez, c'est vous qui commandez !

— Arrête de m'embrouiller, s'énerva le géant, tu vas me rendre fou !

— Bon, bon, fit Om conciliant. Mais pourquoi voulez-vous commander à tout prix ? Et pourquoi mon ami est-il attaché à ce poteau ?

— Parce que je veux toujours obtenir ce que je demande. Je ne supporte pas les refus. Le « non » me met dans des colères terribles. J'exige en tout lieu une obéissance immédiate !

— En quoi est-ce un problème ? demanda Om curieux.

— Lorsque je suis en colère, je peux devenir très, très, méchant !

— Pour qui est-ce un problème ?

Le géant se gratta la tête perplexe :

— Pour les autres surtout. Et aussi pour moi-même. Ce n'est pas bon pour ma santé !

— Et si ça continuait que se passerait-il ?

— Rien. Je continuerais à vivre dans cette forêt humide, loin de tout, de peur que l'on n'accède pas à mes demandes. Et je continuerais à terroriser les gens…

— Y aurait-il un inconvénient à ce que cela change ?

— Oui : je n'obtiendrais plus ce que je veux !

— Évidemment, ce serait embêtant… Aujourd'hui, vous obtenez toujours ce que vous demandez ?

Le géant baissa la tête.

— Je n'ai pas souvent l'occasion de demander quoi que ce soit à qui que ce soit. Je fuis tout le monde et tout le monde me fuit.

— Ah ! dit Om, ce n'est pas drôle !

Le géant poussa un grand soupir.

— Tu sais, dit Om, je suis comme toi. Moi aussi, les « non » me posent problème. C'est pour cela que je suis ici…

— Comment cela ? demanda le géant en relevant la tête et en haussant les sourcils.

Alors Om raconta toute son histoire… Quand il eut fini, le géant se gratta pensivement la tête…

— Tout ceci est bien intéressant !

— Ah ? fit Om.

— Car vois-tu, continua le géant, moi aussi j'ai un gros problème.

Le terrible géant est amoureux

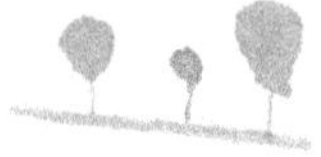

— Quel est ton problème ? demanda Om.

— Je suis amoureux ! avoua le géant en rougissant.

— Mais c'est merveilleux !

— Non, ce n'est pas merveilleux du tout…

— Ah… L'élue de ton cœur n'est pas amoureuse de toi ?

— Mais si ! Si elle ne m'aimait pas, je me ferais une raison… mais elle m'aime tout comme je l'aime. J'en suis sûr !

— Où est le problème, alors ?

— Le problème, c'est son père, répondit le géant avec humeur. Il s'appelle Bhuthê. Il ne veut pas entendre parler de notre mariage. Il trouve que je suis trop grand, trop vilain et trop pauvre pour sa fille.

— Ah ? Il est petit, beau et riche ?

— Penses-tu ! C'est un simple paysan. Courageux, honnête, mais borné et obstiné. Tout comme mon père !

— Ton père ?

— Oui. Il s'appelle Thêtou. Il est paysan lui aussi. Ils étaient amis autrefois. Un jour, ils se sont fâchés à mort pour une question de place sur le marché du village. Je suis sûr que c'est à cause de cette dispute qu'il me refuse sa fille.

D'ailleurs, c'est sur le marché que je lui ai fait ma demande. Je pensais que c'était une bonne idée de réconcilier nos familles là où elles s'étaient brouillées.

— Et alors ?

— Alors, il n'a pas du tout trouvé que c'était une bonne idée. Ni le marché ni le mariage. Il m'a dit que je ne méritais pas sa fille et qu'il préférerait la donner au premier venu plutôt qu'au fils d'un bandit. Et il a ajouté : en plus, tu es trop grand, trop pauvre et trop vilain !

— Quel méchant homme ! s'indigna Om. Il a dit ça comme ça ?

— Presque…

— Et qu'as-tu fait ?

— Je suis entré dans une colère terrible ! Je lui ai dit qu'il était encore plus vilain et plus pauvre que moi. ! Et j'ai cassé tout son étal…

— Ça n'a pas dû arranger les choses, dit Om tristement.

— En effet, poursuivit le géant. Les gardes du marché se sont jetés sur moi. J'en ai assommé une bonne dizaine et… Il se tut subitement et baissa la tête.

— Et ?

— Elle était là. Elle a tout vu. Ma colère, les dégâts, la bagarre… elle est devenue toute pâle. Tout son corps tremblait !

— Et qu'a-t-elle fait ?

— Elle a dit que je devais partir et ne plus revenir. Jamais. Cela m'a fait comme une douche glacée. J'entendais des cloches sonner. J'ai réussi à lui dire : « mais tu m'aimes n'est-ce pas ? » Elle a hésité un instant puis elle a dit « non ». Mais avec tant d'amour dans la voix et tant de larmes dans les yeux que je comprenais bien qu'elle me disait oui. Et elle a répété comme cela plusieurs fois « non, non, non » en disant oui avec son cœur. J'étais déchiré. En petits morceaux.

— Et que s'est-il passé ensuite ?

— Je suis parti. J'ai erré au hasard pendant des jours, sans manger et sans dormir. Et je suis arrivé ici. C'est depuis ce jour que je ne supporte plus d'entendre un « non ». C'est trop douloureux pour moi. Je revois ses yeux implorants, tout son corps tendu vers moi et ses mots qui me refusaient tout ce que son âme m'offrait. J'ai construit cette maison de mes mains. Je suis ici depuis trois mois.

— C'est affreux… dit Om après un silence.

— Crois-tu que tu pourrais faire quelque chose pour moi ? demanda anxieusement le géant. D'après ce que tu m'as raconté, tu es devenu une sorte d'expert pour résoudre les conflits entre les gens.

— J'aimerais vraiment t'aider, répondit Om. Ce qui m'embête, c'est que je n'ai pas encore terminé mon initiation. Il me manque une étape, la dernière étape. Sans doute la plus importante…

— Ah, ce n'est pas de chance ! dit tristement le géant.

— Non, admit Om. Ni pour toi ni pour moi. Le temps passe et je ne sais pas dans quel état je vais retrouver mon peuple !

Le géant et Om poussèrent ensemble un long soupir.

— Écoute, dit Om, quelque chose me dit que, dans la dispute de vos deux familles, il y a l'enseignement qui me manque. Alors c'est d'accord. Je vais me rendre au marché, je rencontrerai ton père et celui de ta bien-aimée et je verrai ce que je peux faire. Avec un peu de chance, j'obtiendrai l'accord de ce Bhuthê et tu pourras épouser ta bien-aimée.

— Merveilleux, merveilleux ! s'exclama le géant en dansant autour du poteau. Puis il s'arrêta brusquement : Mais ne reste pas là-haut, je t'en prie… Si tu venais à tomber, tous mes espoirs d'épouser ma bien-aimée s'écraseraient avec toi !

— D'accord dit Om. À condition que tu libères aussi mon ami.

— Mais bien sûr dit le géant tout empressé. Il descendit Zibounours et défit ses liens en répétant « Pardon, oh pardon ! »

Om descendit à son tour et demanda :

— Comment allons nous reconnaître ton père et ton peut-être futur beau-père ?

— C'est facile : mon père vend des tomates et des oignons. Quant au père de ma bien-aimée, il vend des aubergines et des poivrons. Tous les deux ont leur nom écrit en grosses lettres sur un écriteau, au-dessus de leur échoppe. La dernière fois que je l'ai vu, l'emplacement de mon père était situé en face d'une auberge *: Les délices du marché.*

— Hum, voilà qui sonne bien à mes oreilles et à mes papilles ! dit Om d'un air gourmand.

— À tout à l'heure ! lança-t-il en tournant les talons. Il se mit en marche, accompagné de Zibounours.

Om découvre le chaînon manquant

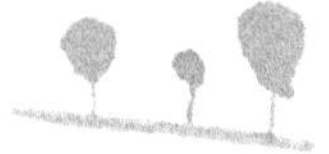

Om et Zibounours arrivèrent sur le marché. Ils s'installèrent sur la terrasse de l'auberge qui donnait sur la place du village. Il s'agissait d'une petite place carrée ornée de platanes. Ils avaient ainsi une vue imprenable sur les marchands et leurs étalages.

Le géant leur avait donné la bonne information quant à l'emplacement de son père. Om et Zibounours se trouvaient à quelques mètres de ce qui devait sûrement être son échoppe.

Thêtou avait placé au-dessus de son étalage un écriteau qui indiquait son nom, la nature de sa marchandise et les prix. Il était affairé à aligner ses légumes : tomates d'un côté, oignons de l'autre.

Bientôt, les gens du village arrivêrent sur le marché. Une petite file se forma devant l'étalage. Il s'empressa de servir ses clients.

Soudain, un homme approcha tirant à bout de bras une charrette chargée de poivrons et d'aubergines. Il se mit à crier :

— Ouste Thêtou ! C'est mon heure ! Tu devrais déjà avoir commencé à dégager ta marchandise ! Pousse-toi de là que je m'y mette !

L'autre, à contrecœur, commença à enlever ses légumes de l'étal. Et chaque tomate et chaque oignon qu'il retirait étaient immédiatement remplacés par un poivron ou une aubergine.

Quand l'étalage fut entièrement renouvelé, celui qui devait être Bhuthê décrocha le panneau de Thêtou et accrocha le sien : « Bhuthê, poivrons et aubergines » pouvait-on lire.

Et il s'assit à la place qu'occupait Thêtou.

Certains clients de la file protestèrent : nous avons attendu pour les tomates et les oignons, vous ne pouvez pas partir comme ça !

— Débrouillez-vous avec le chef du marché ! leur lança Thêtou en chargeant sa charrette. Demandez-lui de changer cette règle absurde ou revenez dans une heure. Ce sera à nouveau mon tour.

Il termina son chargement et s'en alla en maugréant. « Curieux manège ! » dit Om. Une heure plus tard, Thêtou revint.

— C'est mon tour. Ouste ! Débarrasse-moi tout ça ! dit-il en montrant les légumes de Bhuthê.

Et au fur et à mesure que Bhuthê enlevait ses aubergines et ses poivrons, Thêtou plaçait aussitôt ses tomates et ses oignons. Comme s'il n'avait pas une seconde à perdre. Puis il décrocha l'écriteau de Bhuthê et installa le sien à la place.

Les clients dans la file protestèrent :

— Nous avons attendu pour des aubergines ou des poivrons pas pour des tomates et des oignons ! Ce ne sont pas des manières !

— Revenez dans une heure ! leur lança Bhuthê. Ou aller vous plaindre au chef du marché !

Om et Zibounours assistaient incrédules à la scène. Quel était donc ce marché où deux marchands se partageaient le même étal, toutes les heures et à tour de rôle ? Qui avait pu instaurer un règlement aussi étrange ?

— C'est une drôle d'histoire ! dit une voix derrière eux.

Les deux compagnons se retournèrent. C'était l'aubergiste.

— Pouvez-vous nous expliquer de quoi il s'agit ? demanda Om.

— C'est une drôle d'histoire, croyez-moi ! répéta l'aubergiste. Celui qui vend les tomates et les oignons s'appelle Thêtou, l'autre, celui des aubergines et des poivrons, s'appelle Bhuthê. Ce sont deux simples paysans. Pauvres et courageux. Et ils jouent de malchance.

Le marché est petit et les meilleures places sont attribuées aux enchères lors d'une réunion annuelle menée tambour battant par le chef du marché, un certain Ivan qui fait la pluie et le beau temps parmi les marchands. Il s'arrange pour se faire verser des pots-de-vin en échange d'arrangements pas toujours honnêtes. Cette année, les choses se sont mal passées pour Thêtou et Bhuthê : toutes les places furent attribuées sauf une. Il ne restait donc plus qu'une seule place pour deux. Ils la réclamèrent en même temps.

Ivan en a profité pour s'amuser un peu… C'est qu'il n'est pas vraiment gentil, Ivan. Il leur a dit : « Vous n'avez qu'à partager la place. Une heure pour l'un, une heure pour l'autre. Vous changerez toutes les heures. Et chacun paiera le prix entier ». Les deux paysans protestèrent : il leur faudrait au moins un quart d'heure pour débarrasser leurs marchandises et autant pour la réinstaller. De l'heure allouée, il ne leur resterait à chacun qu'une demi-heure ! Pour le prix d'une seule place, il ne profiterait que d'un quart de place ! Jamais il ne pourrait rentrer dans leur frais ! « Je ne veux pas le savoir ! grommela le chef du marché. Vous ferez comme j'ai dit un point c'est tout ! »

Régulièrement, Ivan vient se réjouir du spectacle du changement d'étalage avec quelques autres commerçants guère plus charitables que lui. Ils goûtent avec malice l'empressement avec lequel Thêtou et Bhuthê mettent à installer leurs marchandises, leur façon de se houspiller et le mécontentement des clients lors de chaque changement de tour. Il faut les voir lancer à l'autre : « Remballe ta marchandise ! À moi la place ! » On dirait des gamins qui se disputent une balançoire.

— Pourquoi ne se partagent-ils pas l'échoppe ? demanda Om à l'aubergiste. Regardez, il y a bien assez de place pour deux rangées de poivrons, deux d'aubergines, deux de tomates et deux d'oignons. Comment n'y ont-ils pas pensé ? Chacun une moitié. Comme cela, tout le monde est content. Même s'il n'y a pas beaucoup de place, c'est toujours mieux que d'avoir à batailler toutes les heures, non ?

— Tiens ! dit Zibounours en riant, ça me rappelle ton art de la *juxtaposition* !

— Je ne vois pas ce que tu veux dire, répondit Om.

— Mais si ! Dans les désaccords, tu m'as montré comment nous avons tendance à opposer notre point de vue à celui de l'autre. Dès que l'un a fini de parler, c'est : « Ouste, remballe ta marchandise et laisse-moi installer la mienne ! » Et à la prochaine occasion, c'est l'autre qui dit : « Allez, ouste, remballe ta marchandise et laisse-moi exposer la mienne ». Et toi tu proposes de juxtaposer les oignons, les tomates, les poivrons et les aubergines, plutôt que de les opposer, non ?

— Ça pourrait marcher avec n'importe qui d'autre, dit l'aubergiste, mais ces deux-là sont trop remontés l'un contre l'autre pour pouvoir travailler côte à côte. Et de toute façon, l'espace est tellement restreint devant l'échoppe qu'il n'y a de place que pour une seule file d'attente. Chacun devrait attendre que l'autre ait fini de servir son client pour pouvoir servir le sien. Cela reviendrait au même sauf qu'il n'aurait pas à tout installer et désinstaller à chaque fois… Tu as raison, ce serait quand même mieux. En fait, je crois que chacun pense que l'autre finira par céder. Ils tiennent comme cela. Et par l'orgueil de ne pas lâcher.

— C'est vrai, dit Om pensivement… Cela ressemble tout à fait à la situation que nous voulons élucider. Juxtaposer son point de vue est une meilleure chose que de l'opposer ou que de renoncer. En même temps, nous savons qu'il ne suffit pas de juxtaposer pour que l'accord soit trouvé.

— Oui… dit Zibounours

— Mais quelque chose me dit que nous pouvons apprendre ce qui nous manque grâce aux deux marchands… s'enthousiasma Om.

— Comment ? demanda Zibounours tout excité lui aussi.

— Je n'en sais rien, reconnut Om. Il faudrait commencer par proposer aux deux marchands d'installer leurs légumes côte à côte. On verrait ensuite si une idée nous vient.

— Ils ne seront jamais d'accord pour essayer ! commenta l'aubergiste.

Un peu plus tard, Om, Zibounours et l'aubergiste assistèrent à une nouvelle permutation des marchands. L'un rangeait ses légumes aussitôt remplacés par ceux de l'autre. Lorsqu'ils en furent à la moitié de l'étal, Om se leva brusquement et hurla de la terrasse de l'auberge :

— Arrêtez tout !

Les deux paysans se retournèrent surpris.

— J'achète tout l'étalage !

— Comment ? s'étonnèrent les deux hommes.

— Oui, tout ! continua Om en montrant deux pièces d'argent.

Les deux paysans n'en croyaient pas leurs yeux. Cela représentait plus de trois fois la valeur de leur marchandise. Ils s'approchèrent d'Om pour saisir la pièce qu'il tendait à chacun.

Au dernier moment, celui-ci ferma la main et dit :

— J'ai deux conditions !

— Lesquelles ? demandèrent les deux hommes en chœur.

— Que vous laissiez la marchandise sur l'étal pendant une heure et que vous attendiez ici avant de reprendre la vente des légumes qui vous restent.

Les deux hommes se regardèrent rapidement. C'était sans doute la première fois qu'ils avaient un intérêt commun.

— Marché conclu ! dirent-ils d'une seule voix.

— Parfait ! dit Om, en leur donnant les pièces. Maintenant, venez vous asseoir avec nous et réfléchissons ensemble !

— Réfléchir à quoi ? demanda Thêtou méfiant.

— À votre situation, répondit Om.

— Je ne vois pas ce qui peut être réfléchi, dit Bhuthê.

— Attendons un peu, répondit Om. Voyons si une idée ne vient pas à l'un de nous.

— Oui, renchérit Zibounours, une idée telle que les intérêts de Thêtou et de Bhuthê soient également respectés !

Ils firent tous silence un moment. Puis Bhuthê prit la parole :

— Quand même, j'aurais préféré avoir l'étal pour moi tout seul. J'ai déjà du mal à écouler toute ma marchandise, mais là avec un demi-étal…

— C'est la même chose pour moi ! ajouta Thêtou d'un ton amer. Cette idée de partager l'étal est mauvaise. Pour moi, c'est soit l'un soit l'autre. On ferait mieux d'alterner une semaine sur deux !

Ils contemplèrent encore un moment l'étalage. Poivrons, aubergines, tomates et oignons étaient juxtaposés soigneusement et formaient un ensemble coloré et harmonieux.

— J'ai peut-être une idée ! lança Bhuthê. À regarder nos légumes côte à côte, je me demande si… mais oui ! Nous avons là tout le nécessaire pour une bonne ratatouille !

— Qu'est-ce que tu racontes ? dit Thêtou. N'essaye pas de m'embobiner !

— Mais non ! continua Bhuthê enthousiaste : au lieu de vendre des poivrons, des tomates, des oignons et des aubergines, on va vendre des légumes pour ratatouille ! Regarde ! Il saisit une pancarte et inscrit en gros : « Ratatouille ». Et il l'accrocha au-dessus de l'échoppe.

Bientôt, des clients se présentèrent devant l'étalage. Ils regardaient la nouvelle pancarte en se grattant la tête. Ils se mirent à parler entre eux. Puis l'un se décida à passer commande, bientôt suivi des autres. Thêtou et Bhuthê se précipitèrent pour les servir. Om leur lança :

— N'oubliez pas que les légumes sur l'étal sont à moi !

L'échoppe de légumes pour ratatouille remporta un franc succès. Avant midi, ils avaient écoulé tout leur stock. L'air jovial, ils nettoyèrent ensemble leur étal, comme s'ils étaient les plus vieux amis du monde. Puis, ils se dirigèrent vers Om et Zibounours.

Ils tendirent à Om les deux pièces d'argent.

— Tiens, voici pour toi, nous te rachetons ta marchandise, dit Thêtou.

— Et avec nos remerciements émus ! rajouta Bhuthê.

— Nous ne savons comment vous exprimer notre gratitude, vous nous avez donné une sacrée bonne idée ! reprit Thêtou.

— Je sais ! dit Bhuthê. Je vous invite tous à la maison pour le déjeuner. Ma femme cuisine la meilleure ratatouille du pays !

— Sans vouloir me vanter, celle de ma femme est encore meilleure ! dit Thêtou. Je vous invite chez moi !

— Non, chez moi ! interrompit Bhuthê.

— Non, chez moi ! insista Thêtou.

Les deux se regardèrent…

— On ne va pas recommencer, si ?

— La vérité est que nos deux épouses cuisinent la ratatouille à merveille, dit Bhuthê.

— Pourrait-on tirer quelque chose de positif de cette nouvelle « non-opposition » ? dit Om.

— Hum… firent Thêtou et Bhuthê en fronçant les sourcils.

— Mais oui ! s'écria Thêtou. Plutôt que de vendre des légumes, si nous vendions de la ratatouille délicieusement cuisinée ? Nos deux femmes sont expertes. Ne pourrions-nous pas associer nos légumes et conjuguer leurs talents ?

— Génial ! dit Bhuthê. Allons de ce pas leur annoncer la bonne nouvelle et préparer ensemble notre marché de demain !

— Et alors ? Et notre déjeuner ? demanda Om malicieusement.

— Demain, demain, c'est promis ! répondirent en chœur les deux compères.

— Hé, hé, dit Om… quelque chose me dit que le mariage de notre ami est en bonne voie.

Zibounours obtient enfin
ce qu'il cherchait

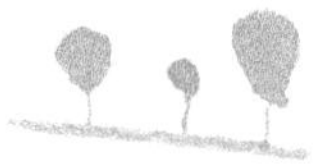

Zibounours, lui, ne disait rien. Il fronçait les sourcils. On voyait qu'il était pris par un intense effort de réflexion.

— Il y a quelque chose qui m'échappe, finit-il par dire. J'avais déjà saisi, grâce à toi, comment je peux comprendre le point de vue de l'autre sans pour autant renoncer à ce que je veux ni retomber dans une opposition stérile. C'est ce que tu appelais le *ni paillasson, ni hérisson*. Pour cela, je juxtapose les points de vue plutôt que de les opposer en remplaçant les *mais* par des *et*. Mais cela n'est pas suffisant.

— Oui, dit Om, poser les poivrons et les aubergines à côté des oignons et les tomates, ne suffit pas.

— Mais alors, quoi ? demanda Zibounours avec impatience. Que manque-t-il ?

— Ce que nous venons de faire ! répondit Om.

— Mais qu'avons-nous fait de plus ? demanda Zibounours de plus en plus impatient.

— Rien ! répondit Om avec un grand sourire.

— Tu te moques de moi ! se renfrogna Zibounours.

— Pas du tout ! Nous avons pris le temps de rester à regarder les poivrons, les aubergines, les tomates et les oignons posés les uns à côté des autres. Nous avons pris le temps de laisser les deux intérêts apparemment contradictoires posés l'un à côté de l'autre. En résistant à la tentation de faire quelque chose qui aurait privilégié l'un au détriment de l'autre.

Et au bout d'un moment, l'idée géniale est venue. Si l'on remplace sur l'étal, tour à tour, les poivrons et aubergines par les tomates et les oignons, puis les tomates et oignons par les aubergines et poivrons… L'idée de ratatouille ne peut pas surgir. C'est leur juxtaposition qui permet de sortir de l'opposition !

— Je comprends ! dit Zibounours avec enthousiasme. En fait, l'art de la juxtaposition a deux vertus ! Une : il permet de s'affirmer sans agresser. Deux : il met en place les conditions pour qu'une solution satisfaisante pour tous puisse surgir !

— C'est cela, dit Om : une solution où tout le monde est gagnant !

— C'est vrai ! dit encore Zibounours. Comme ces solutions gagnant-gagnant sont merveilleuses ! À côté la solution du compromis de partager la moitié de l'étal a l'air un peu grossière. Presque un échec !

— Oui ! Encore que parfois, le compromis puisse être la seule solution possible. Et s'il arrive au terme d'une réflexion commune, c'est quand même nettement mieux qu'un conflit avec toutes ses conséquences. Le compromis n'est pas entièrement satisfaisant sur le plan concret, mais il peut l'être sur le plan de la relation. Et avoir un allié plutôt qu'un ennemi, ça n'a pas de prix ! ajouta Om tristement en pensant aux désastres causés par la guerre avec le Pays Rouge.

— Hum, dit Zibounours à nouveau. C'est juste. Je brûle de pratiquer ! Ne voudrais-tu pas me proposer une situation de désaccord ?

— Non ! répondit Om fermement. Je t'ai donné tout ce que j'avais compris, maintenant débrouille-toi !

Zibounours leva les sourcils imperceptiblement. Le refus d'Om était bien étrange.

Om et Zibounours jouent
à ne pas être d'accord

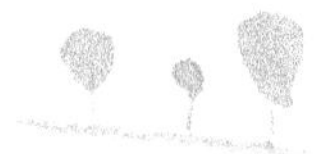

Bien, dit-il. Et peux-tu me dire pourquoi tu ne veux pas me faire une autre démonstration ?

— Parce que je suis inquiet pour mon peuple. Je suis heureux d'avoir découvert le cinquième et le sixième secrets avec toi, mais à présent, je veux me mettre en route le plus rapidement possible.

— Je comprends. Tu n'as pas de temps à perdre : ton peuple a besoin de toi !

— C'est ça ! dit Om un peu agacé.

— De mon côté, reprit Zibounours, j'ai besoin de vérifier que je suis capable de faire ce que tu m'as montré… Tu es pressé de rejoindre ton peuple *et* je voudrais vérifier que ton secret marche vraiment…

Ils firent tous deux silence.

— Et si je t'accompagnais jusqu'à la frontière de ton pays en chameau ? Tu rejoindras ton peuple plus vite et chemin faisant tu pourrais me faire une autre démonstration. Qu'en penses-tu ?

— Ça me va ! dit Om en se levant.

— Ha, ha ! dit Zibounours. C'est vrai, ça marche ! Nous venons d'en avoir la preuve une fois encore. Merveilleux, merveilleux ! Je suis convaincu ! Et je n'ai même pas besoin de te raccompagner !

Ils rirent de bon cœur.

— Je partirai dès demain après le déjeuner offert par nos amis et une fois le problème de notre géant résolu, dit Om.

Zibounours l'arrêta net :

— Écoute, ne perds pas de temps. Je vais m'occuper du déjeuner, du géant, du mariage et de nos amis. Tous comprendront l'urgence de ton départ. Mets-toi en route sans attendre !

Om le regarda avec émotion :

— Tu es vraiment un ami !

— Quand je pense que j'ai failli te laisser dévorer par les hyènes ! dit Zibounours. Ça me fait froid dans le dos…

— Magnifique ! dit Om… Et le chameau… je peux quand même le garder pour mon voyage ?

Zibounours le regarda stupéfait.

— On peut dire que tu sais t'y prendre ! Après ce que tu as fait pour nous, je ne vois pas comment je pourrais te le refuser !

Om serra son ami longuement dans ses bras.

— J'ai hâte de mettre en pratique ce que j'ai appris et de sauver mon peuple. J'espère que je serai capable d'obtenir du Roi Rouge l'accès à l'eau. Je suis si débutant !

— Je penserai à toi ! lui dit Zibounours avec des larmes dans les yeux et un grand sourire qui donna de la force à Om.

Om négocie
avec le Roi Rouge

Cap sur le Pays Rouge

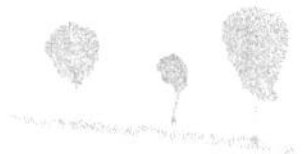

Om se mit en route sur-le-champ. Il était pressé d'achever son voyage. Son chameau était robuste et rapide. Bien vite, il fut hors de vue du village. Il filait droit vers l'ouest.

Au bout de trois jours et trois nuits, il arriva sur les berges d'un fleuve. Le courant était fort ; des remous impétueux agitaient les eaux. Le fleuve était profond. Om ne voyait pas comment il allait pouvoir rejoindre la rive opposée.

Son pays n'était plus très loin. De l'autre côté du fleuve, il apercevait les contreforts de la montagne qui constituait le Nord du Pays Bleu. Encore un jour de marche et il serait chez lui. À condition de traverser le fleuve. Mais comment faire ? Il était seul, en plein désert. Si seulement le sage était là !

Il leva la tête brusquement : « le sage, mais oui ! C'est ma seule chance ! » Il saisit dans sa poche la boîte d'allumettes. Une brise légère se mit à souffler. Om lui tourna le dos et avec d'infinies précautions frotta la dernière allumette contre le grattoir. La flamme jaillit.

Le cœur battant, il attendit. Au bout d'un long moment, il commença à s'inquiéter. Juste derrière lui, les remous bruyants du fleuve faisaient écho à l'angoisse qui étreignait son cœur.

« Et si le sage était toujours prisonnier du sortilège de la fontaine ? » pensa-t-il soudainement.

Il se laissa tomber sur le sable, atterré par cette idée.

— On peut dire que tu ne perds pas une seconde pour désespérer ! dit une voix derrière lui.

Om se retourna brusquement : c'était le vieux sage ! Il était sur une petite barque en bois peint d'un bleu vif. Il affala la voile triangulaire qui lui permettait de propulser son navire et lança à Om une amarre.

— Allons, lui cria-t-il, remue-toi un peu !

Om était tellement heureux et étonné en même temps qu'il était comme pétrifié.

— Allons ! Aide-moi ! répéta le sage.

Om ramassa l'amarre et l'enroula autour d'un arbuste qui se trouvait là. Quand le sage mit le pied sur la terre ferme, Om se précipita et le serra dans ses bras. Le vieil homme se laissa faire un peu, puis se dégagea sans douceur.

— Allons, allons, cesse ces enfantillages ! Il sera bien temps de nous émouvoir si tu réussis à sauver ton peuple. Ton initiation est terminée. Il faut maintenant que tu rencontres le Roi Rouge et lui fasses ta demande. Et la situation qui t'attend est particulièrement difficile. Une guerre est passée par là. La relation entre les deux peuples est exécrable. Tu auras fort à faire pour apprivoiser les ressentiments du Roi Rouge et des siens.

Ne perds pas une seconde. Monte dans ce bateau et laisse le courant t'emmener. Tu seras bientôt rendu à destination. Ouste ! Qu'attends-tu ?

Om se précipita sur lui et le serra à nouveau dans ses bras de toutes ses forces. Il était animé par la joie et la gratitude d'avoir accompli son initiation et par la tristesse de quitter celui qui lui avait tant appris.

Quelle ne fut pas sa surprise de ne plus rien sentir entre ses bras ! Il embrassait du vide comme si le sage n'avait été qu'un rêve. Il entendit de l'autre côté du fleuve une voix qui grondait : « Ouste ! Qu'attends-tu ? File ! »

Retour au Pays Rouge

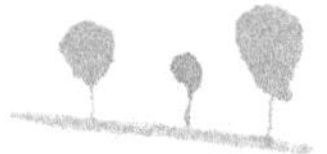

Om sauta à bord de la barque et détacha l'amarre qui la retenait à la berge. Il s'abandonna au courant qui l'entraînait à toute allure. Bien vite, il fut hors de vue du sage. Les flots emportaient sa barque avec vigueur et tumulte.

Il sentit son cœur se réjouir dans sa poitrine. Les cheveux au vent, il redressa la tête, bomba le torse et respira à pleins poumons. La vitesse l'enivrait et l'idée d'être bientôt chez lui faisait naître dans tout son corps une énergie délicieuse.

Dans la pénombre de la nuit tombante, tout en aspirant l'air goulûment, Om essayait de distinguer où le menait ce flux joyeux.

Soudain, son sang se figea dans ses veines. Toute sa joie retomba d'un coup. Il vit se dresser devant lui les contreforts de la montagne aperçue plus tôt. Le fleuve de toute sa vitesse se dirigeait droit vers elle et semblait s'y engouffrer par un étroit passage creusé dans la roche. Tout juste de quoi laisser passer sa barque et le décapiter s'il continuait à se tenir ainsi fièrement dressé. Il se jeta violemment au fond de son embarcation et attendit. Sa barque filait à toute allure dans l'obscurité. Combien de temps dura cette navigation forcée ? Il n'aurait su le dire, tant il était terrorisé.

Soudain, la lumière emplit la barque.

Om regarda autour de lui : il était à l'air libre. Il avait traversé la montagne de part en part et se trouvait à présent du côté de son autre versant. Le fleuve parcourait une vaste plaine qui lui semblait familière. Une joie immense s'empara de lui. Il était sur le fleuve qui autrefois faisait la prospérité de son pays ! Il était donc presque arrivé chez lui… Son cœur se mit à battre encore plus fort lorsqu'il aperçut au loin sur sa gauche, les tours de son château.

Mais sa joie ne dura guère. Il réalisa qu'il se trouvait en plein territoire ennemi. Comme pour confirmer sa crainte, un choc terrible secoua son bateau. Il fut projeté vers l'avant. Il eut à peine le temps de voir que son embarcation avait été stoppée net par un gros filet de pêche. Sa tête heurta violemment le fond de sa barque. Il perdit connaissance.

Om est jeté en prison

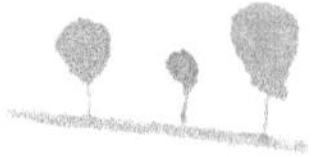

Om se réveilla dans une petite pièce froide et humide, sans autre ouverture qu'une grosse grille rouillée. Il se leva d'un bond et tenta de l'ouvrir. Elle était verrouillée. Il poussa de toutes ses forces. En vain. Il réalisa qu'il était prisonnier. Il avait sans doute été capturé par les pêcheurs et emmené ici. L'avait-on reconnu ? Si oui, il ne donnait pas cher de sa peau. La guerre avait laissé dans le cœur de chaque homme des deux pays une haine tenace.

Il essaya de se rassurer. Il avait toujours ses chausses : la couleur de ses pieds ne l'avait donc pas encore trahi. Par ailleurs, il n'avait guère eu l'occasion de faire parler de lui dans ce pays depuis son accession au trône. Il était sans doute inconnu ici. Peut-être avait-il été mis en prison seulement parce qu'il avait endommagé le filet des pêcheurs ? Ou bien parce qu'il était un étranger, entré dans le pays sans autorisation ?

Il appela pour en avoir le cœur net. Personne ne répondit. Sa voix semblait se perdre dans un dédale de couloirs. Il retourna s'asseoir au fond de sa cellule, sur une grosse pierre ronde et rugueuse qui se trouvait là. Il réfléchit à voix haute : « Bien sûr, ma situation n'est guère brillante : je me retrouve prisonnier en plein Pays Rouge et je ne sais pas quel sort m'est réservé. En même temps, je comptais de toute façon me rendre ici et

246

demander audience au Roi Rouge. Ce qui n'aurait sans doute pas été chose facile à partir du Pays Bleu. Si j'avais essayé par moi-même de traverser seul l'ancien lit du fleuve, j'aurais sans doute été abattu par les soldats qui gardaient les frontières avant d'avoir eu le temps de m'expliquer. Et si j'étais venu avec une escorte, cela aurait sans doute été interprété comme une nouvelle tentative d'invasion et provoqué une réaction hostile immédiate. Et peut-être même une nouvelle guerre. Le Pays Rouge n'était pas un si grand pays et avec un peu de chance je serais amené directement devant le Roi Rouge pour être entendu et jugé… En tout cas, c'est ce qui se serait passé dans mon pays en pareilles circonstances. Après tout, je suis où je dois être. »

Un peu rasséréné, il se leva et se mit à marcher de long en large dans sa cellule, la tête baissée, l'esprit concentré et les mains derrière son dos. « Je dois me préparer à cette entrevue capitale… », se dit-il.

Tout d'un coup, il lui sembla entendre des bruits qui venaient du long couloir qui menait à sa cellule. Il s'arrêta et tendit l'oreille. C'était un bruit de pas cadencés. Plusieurs hommes s'approchaient.

Om s'avança vers la grille. Il aperçut quatre soldats casqués, armés chacun d'une épée et d'une lance. Ils avançaient vers lui d'un air décidé. Ils encadraient un petit homme replet qui portait une longue tunique épaisse de couleur sombre. Sa tête était coiffée d'un chapeau plat et mou et dont le pourtour était ceint de médailles d'argent. Il avait du mal à les suivre tant il était petit et gras et sautillait sans arrêt pour rattraper le rythme de leurs pas. À sa ceinture était accroché un trousseau de grosses clefs qui cliquetaient à chacun de ses sauts grotesques.

Lorsqu'ils furent devant la grille, les deux soldats qui marchaient devant s'écartèrent pour laisser passer le petit homme. Sans un regard pour Om, il saisit le trousseau, choisit une clef et l'introduit dans la serrure. Celle-ci grinça affreusement en cédant sous la pression de la clef.

Om s'était reculé.

Le petit homme s'avança dans la cellule.

— Nous, Tournambule, Premier Magistrat de la Cour de Sûreté du Royaume, constatons que vous avez pénétré les frontières du Royaume sans autorisation et par la voie des eaux. Le Tribunal, sous la haute autorité de Sa Majesté le Roi, vous convoque séance tenante !

Om était partagé entre le soulagement de ne pas avoir été reconnu et l'inquiétude que lui inspiraient les chefs d'inculpation.

Tournambule fit un signe de la main et les deux gardes empoignèrent Om par les épaules. Ils étaient si gaillards que ses pieds ne touchaient plus le sol. Comme s'il était aussi léger qu'un fétu de paille, ils firent volte-face et se mirent à marcher en cadence avec les deux autres soldats qui les précédaient. Le petit replet les suivait et sautillait à nouveau dans une tentative désespérée de garder leur rythme.

Om fut emmené par de longs couloirs et de hauts escaliers de pierre. La poigne des gardes sur ses épaules lui faisait mal et il se sentait si ridicule d'être transporté comme un vulgaire paquet, lui, Roi du Pays Bleu.

Om risque la peine de mort

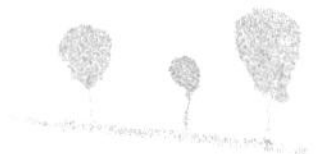

Ils arrivèrent enfin devant une grande porte en bois sombre. Un des gardes frappa trois fois. Ils attendirent sans un mot.

Puis la porte s'ouvrit et Om put entrevoir dans son encadrement une immense salle, entourée de colonnes de pierres. Le plafond, d'une hauteur impressionnante, était orné d'une arabesque majestueuse.

Les gardes entrèrent. Om entendit des murmures réprobateurs. Dans ce qui devait être la salle du tribunal, une foule se tenait debout sur près de la moitié de l'espace. Au moins deux cents personnes étaient rassemblées derrière un gros cordon rouge qui traversait la salle et délimitait la place qui leur était allouée. Ils fixaient Om avec hostilité.

Face à eux, à une vingtaine de mètres, se trouvait, monté sur un promontoire, un trône en bois rouge finement sculpté. Un homme de forte taille y était assis. Sa tête était couverte d'une couronne dorée qui laissait échapper une longue chevelure rousse. Il devait avoir à peu près le même âge qu'Om. « Le Roi ! » pensa Om aussitôt.

Les gardes portèrent Om au milieu de la salle. Ils le mirent face au Roi et d'un coup, lâchèrent ses épaules. Ses pieds rencontrèrent violemment les dalles de pierres qui couvraient le sol.

Il eut le plus grand mal à retrouver son équilibre et manqua de s'affaler à terre. La foule rit méchamment de ses mouvements maladroits.

— Incline-toi devant notre Roi ! hurla quelqu'un derrière lui. Et il sentit une poigne de fer enserrer sa nuque et la contraindre vers le sol.

Au lieu de résister, Om accompagna le mouvement et l'accéléra de telle façon que sa nuque s'inclina plus vite que la main qui le tenait. Emporté par son élan, le propriétaire de la main tomba en avant, devant Om. C'était le petit replet. Il s'étala de tout son long sur son gros ventre en poussant un gémissement mêlé de douleur et de surprise.

— Oh pardon ! dit Om, le plus sincèrement qu'il le pouvait. Ce qui n'était guère facile : intérieurement, il était comme envahi d'une jubilation étonnée. « Ça alors ! pensa-t-il en un éclair. *Aller dans le sens de* ! Je viens de pratiquer l'art *d'aller dans le sens de* sans même le faire exprès… Incroyable ! »

Le petit homme se releva, furibard. Il leva la main pour gifler Om quand, du trône, une voix gronda :

— Ça suffit ! Cesse de te donner en spectacle ! Ce ne sont pas des manières que je tolère.

Tournambule arrêta net son geste, baissa la tête et lança vers Om des coups d'œil vengeurs. Après un temps, le Roi dit :

— L'incident est clos. Gagne ton perchoir et lis-nous les chefs d'accusation !

Le petit homme marcha à reculons aussi vite qu'il le pût pour ne pas tourner le dos à son royal interlocuteur et manqua de tomber à la renverse. Il se rétablit de justesse et emprunta un court escalier qui menait à une sorte de promontoire qui le plaçait au-dessus de la salle à quelques mètres d'Om. Il sembla satisfait de sa position dominante. Il prit le parchemin qu'il tenait enroulé sous son bras et lut à haute voix :

— Nous, Tournambule, Premier Magistrat de la Cour de Sûreté du Royaume, constatons que vous avez pénétré les frontières du Royaume sans autorisation et par la voie des eaux. De surcroît, vous avez agressé avec votre embarcation les filets de nos pêcheurs et les avez détruits. Vous êtes donc jugé pour tentative d'atteinte à la sécurité du Royaume et destruction avérée de ses moyens de subsistance.

Il ajouta avec un sourire sadique :

— La peine encourue est la peine capitale : écartèlement sur la place publique ou simple pendaison en cellule si l'on vous trouve des circonstances atténuantes, ce dont je doute fort.

Un murmure approbateur parcourut la foule. Un éclair de cruauté traversa soudain le regard de Tournambule. Il ajouta :

— Et j'y pense à l'instant ! Vous êtes également accusé de tentative d'empoisonnement de l'eau de notre fleuve. Se tournant vers le Roi : on n'est jamais trop prudent !

Puis, se tournant vers la foule :

— Bref, vous êtes aussi accusé de tentative de génocide !

La foule se mit à hurler : « À mort ! À mort ! » Visiblement content de son effet, Tournambule descendit de son perchoir et vint s'asseoir sur un petit tabouret à côté du Roi.

Om n'en menait pas large. Comment allait-il échapper au sort affreux qui lui était destiné ?

Quand le silence fut revenu, le Roi s'adressa à Om :

— Étranger, qu'as-tu à dire pour ta défense ? Contestes-tu les faits ?

Om réfléchit à toute allure. Il sentait que ce qu'il allait dire pouvait lui coûter la vie ou la lui sauver provisoirement. Il pensa d'abord à nier les accusations portées contre lui. Mais dans son cœur, quelque chose lui dit que ce n'était pas la bonne approche. Cela ressemblait trop à une opposition frontale. Il réfléchit encore un peu.

— Majesté, finit-il par dire, il est tout à fait vrai que mon embarcation a détruit les filets de vos pêcheurs.

— Il avoue, il avoue ! s'étrangla Tournambule en se frottant les mains.

Le roi, lui, haussa légèrement les sourcils, comme s'il était surpris de la réponse

— Majesté, continua Om, il est tout à fait exact que mon intention était d'entrer sur votre territoire…

— Il avoue, il avoue ! cria à nouveau Tournambule qui ne tenait plus en place.

Le roi haussa encore davantage les sourcils.

— Et pour l'empoisonnement ? demanda-t-il.

— Oui, renchérit Tournambule, et pour l'empoisonnement ? Hein ? Et l'empoisonnement ?

— Tournambule ! tonna le roi : c'est toi qui nous empoisonnes ! Laisse-moi mener mon interrogatoire ou il va t'en cuire !

Cela fit comme une douche froide au petit replet qui se tassa sur son tabouret. Se tournant vers Om le roi demanda :

— Alors ?

— Sire, répondit Om. Je voudrais d'abord dire que je regrette la destruction des filets. Il s'agit d'un accident bien involontaire dont j'ai l'entière responsabilité. Je souhaiterais réparer les torts que j'ai commis et remplacer les filets détruits en en remboursant trois fois la valeur.

Un murmure d'incrédulité parcourut la salle.

— Et pour l'empoisonnement ? répéta avec irritation le Roi qui n'avait pas l'habitude qu'on ne réponde pas immédiatement à ses questions.

Om ne perdit pas contenance et continua. :

— Sire, pour ce qui est de l'empoisonnement j'ai une preuve irréfutable, que je vous donnerai tout à l'heure et qui vous démontrera sans ambiguïté mon innocence. Si Votre Majesté le permet, je voudrais tout d'abord parler de mon entrée sur votre territoire, car cette preuve en dépend.

— Comment cela ? dit le roi en fronçant les sourcils.

— Oui, comment cela ? répéta Tournambule servilement et méchamment à la fois ce qui n'est pas donné à tout le monde.

— Sire, répondit Om. Mon intention était bien d'entrer sur votre territoire et je n'en avais, en aucun cas, l'autorisation.

— Il avoue, il avoue ! cria Tournambule cramoisi. C'est la peine de mort assurée ! Avec sévices !

— À mort ! À mort ! hurla la foule.

— Silence ! tonna à nouveau le Roi.

Tous se turent immédiatement.

— Continue ! ordonna-t-il à Om

— Sire, j'ai affronté maints dangers et risqué dix fois la mort pour être ici.

— Et pourquoi donc ? demanda le Roi méfiant.

— C'est que je voulais vous rencontrer.

— Tu as affronté la mort pour me rencontrer ?

— Oui Sire, car j'ai des choses extrêmement importantes à vous dire et à vous demander. À côté de ces choses, ma vie ne compte pas.

Le Roi leva un sourcil qui marquait de l'étonnement et peut-être du respect.

— Continue ! dit-il simplement.

— Voilà dit Om. Je voulais à tout prix vous rencontrer et j'aurais aimé solliciter de votre bienveillance cet entretien dans les formes protocolaires les plus élevées. Mais les circonstances m'ont pris de court et je me suis retrouvé sur votre territoire plus tôt et plus brusquement que je ne l'avais imaginé.

— Protocole ? Que me chantes-tu là ? dit le Roi avec courroux.

— Oui, Votre Majesté. Car je suis moi-même Roi et j'ai un besoin urgent de vos conseils.

— Roi ? Conseil ? s'exclama le Roi. Et de quel pays es-tu le Roi ?

— D'un petit pays, Sire. Il se situe vers l'est.

Sans laisser le Roi demander davantage de précision, il poursuivit :

— Mon peuple est en grand danger. À la suite d'une guerre tragique avec un de nos voisins, mon pays est dévasté et mon peuple affamé. La guerre, Majesté, est une chose terrible… Elle a commencé à partir de presque rien, un malentendu, un arrangement qui n'a pas été trouvé entre les deux pays. On ne sait ni pourquoi ni comment, les choses ont dégénéré avec une violence et une rapidité inouïe, laissant les deux pays exsangues et ruinés. J'ai vu chaque jour le malheur s'abattre plus férocement sur mon peuple. J'ai perdu ma propre mère. Je n'étais alors qu'un adolescent. Et mon père qui était le Roi à cette époque ne s'en est jamais remis. Pendant les mois qui ont suivi la fin de la guerre, il a erré dans son château comme un fantôme en répétant : « Mais comment a-t-on pu en arriver là ? Comment ? » Il était obsédé par cette idée. Il a fini par mourir de chagrin et de remords.

— Je sais de quoi tu parles, l'interrompit le Roi avec une immense tristesse dans le regard. Notre pays a aussi connu la guerre et ses désastres. Et j'y ai moi aussi perdu mon père.

Un murmure de désolation parcourut l'assistance. Même Tournambule semblait touché. Après un long silence, Om continua :

— Sur son lit de mort, mon père m'a fait promettre de découvrir la manière d'éviter que de telles choses ne se reproduisent. Je n'avais pas la moindre idée de la manière d'y parvenir, mais j'ai promis. Que peut-on refuser à un père sur son lit de mort ? Par chance, j'ai rencontré un homme qui était maître en la matière. Il a accepté de m'initier. Pour cela, j'ai dû effectuer un long et dangereux voyage au cours duquel j'ai rencontré une série d'épreuves que j'ai eu la chance de surmonter. Chaque épreuve m'a fait le cadeau d'un enseignement sur l'art et la manière de résoudre les désaccords et d'éviter les conflits.

La salle tout entière, Roi, gardes, magistrats, assemblée était suspendue à ses lèvres dans un silence vibrant. Sauf Tournambule, qui s'était ressaisi et s'agitait nerveusement sur son tabouret.

— Tu veux dire que tu maîtrises à présent cet art ? demanda le Roi d'un ton qui trahissait une curiosité et un espoir immenses.

— Oui, répondit Om. Bien sûr, je ne suis pas encore un grand expert. Mais je crois en savoir assez pour le partager avec ceux qui en auraient besoin.

— Qu'on le détache ! ordonna le Roi, et qu'on lui donne un siège digne de son rang !

Aussitôt, des gardes apportèrent un haut fauteuil confortable, presque aussi haut et beau que celui du Roi. Un autre s'approcha d'Om pour le défaire de ses liens.

Mais Om l'en empêcha et, restant debout, il s'adressa au Roi.

— Sire, je demande à garder cette position d'accusé. Car je ne vous ai pas encore tout dit. Et lorsque j'aurai fini, je crois que vous n'aurez qu'un souhait : dans le meilleur des cas, continuer le procès et au pire me couper la tête sur le champ. Ce qui serait bien compréhensible.

Un brouhaha surpris emplit la salle. Le Roi semblait perdu. Qui était cet homme qui demandait à rester attaché alors qu'on voulait le libérer ? Qui était cet homme qui demandait à être jugé alors même que l'on venait de l'acquitter ? C'était à n'y rien comprendre ! Quand le calme fut revenu dans la salle, le Roi ordonna :

— Explique-toi !

— Sire, je vais tout vous dire. Mais avant, je voudrais vous demander une faveur.

— Que veux-tu ? demanda le roi impatiemment.

— Je voudrais votre parole que, quelles que soient les circonstances, l'on me laissera terminer ce que j'ai à vous dire, jusqu'au bout. Car j'ai des précisions à vous apporter et une proposition à vous faire. Ensuite, vous pourrez faire de moi ce que vous voudrez.

— Je te donne ma parole ! répondit le Roi.

Om rassembla en lui-même tout son courage et lança :

— Je m'appelle Om, je suis le fils du Roi Bleu et je lui ai succédé sur le trône.

Il avait dit cela d'une seule traite et attendait à présent les réactions terribles que ses paroles ne manqueraient pas de susciter.

Om met en pratique ce qu'il a appris

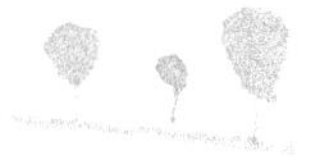

Le Roi écarquilla les yeux. On aurait dit qu'ils occupaient la moitié de son visage. Puis il se leva d'un bond et tira son épée en hurlant :

— Quoi ? Tu es le fils du Roi Bleu ? Tu es le fils de celui à qui nous devons tous nos malheurs ?

La salle hurla : « À mort, à mort ! » Certains, fous de rage, tentaient d'escalader la barrière qui les séparait de l'espace du tribunal. Les gardes avaient le plus grand mal à les en empêcher.

— Silence ! hurla à nouveau le Roi.

Il s'approcha d'Om.

— Comment oses-tu venir ici insulter la mémoire de nos morts ?

Ses yeux étaient pleins de haine. Les mots pénétrèrent le cœur d'Om comme des flèches empoisonnées. Il pensa aux morts de son peuple. Il pensa aussi à l'enseignement du fakir et résista à l'envie incoercible qui le saisissait de hurler : « Assassin toi-même, fils d'assassin ! Assoiffeur ! Tout est de votre faute ! Vous auriez dû nous laisser l'accès à l'eau ! »

Par un effort considérable de volonté, il ne dit mot et encaissa les insultes sans broncher. L'autre continua à crier :

— Par la faute de ton père et de ton peuple, notre pays jadis prospère est aujourd'hui pauvre et isolé !

Om pensa d'abord : « Par la faute de ton père aussi, imbécile ! ». Mais il se retint à nouveau. L'autre s'approchait de plus en plus de lui. Sa rage était telle qu'il postillonnait à son visage. C'était effrayant. Om déporta son attention du Roi vers sa respiration.

Tout en essayant de l'apaiser, il reconnut en lui deux émotions mêlées : la peur et la colère. En lui-même, il se dit : « Bonjour, ma peur et ma colère, je vous connais bien… Vous voulez vous réchauffer à la lumière de ma conscience ? Soyez les bienvenues ! »

Ce dialogue intérieur produisit son effet pendant quelques secondes. Le Roi s'approcha encore :

— Assassin ! Fils d'assassin ! Empoisonneur !

Om sentit que c'en était trop pour lui. Tout son corps brûlait d'émotions contenues. Extérieurement, il restait calme. Intérieurement, il était comme un volcan en éruption. Un mot de plus et il allait craquer… C'est alors qu'une petite voix dans son cœur lui dit : « Souviens-toi, souviens-toi. Tu es victime de *perceptions erronées*. Tu crois qu'il veut te faire du mal avec ses insultes ? En réalité, c'est qu'il souffre intensément. Et sa colère est à la hauteur de sa douleur. Tout d'un coup, Om le vit comme cela ! Ce fut comme si, en une fraction de seconde, le visage du Roi s'était transformé : il avait soudain devant lui un homme plein de souffrances. Il lui faisait penser à son propre père lorsqu'il avait perdu son épouse bien-aimée !

La peur et la colère d'Om s'évanouirent instantanément. À présent, Om ressentait une émotion bien différente, quelque chose qui était de l'ordre de la compréhension, de la compassion.

Il comprit qu'à la place du Roi, il dirait et agirait exactement comme lui. Il regarda le Roi dans les yeux ; et son cœur lui sembla être en lien avec le sien. Le Roi continua à proférer des insultes pendant une ou deux minutes.

Mais devant la réaction d'Om, ou plutôt devant son absence de réaction hostile, son débit ralentit peu à peu et sa colère diminua très légèrement.

Il continua à parler, mais à présent ses propos portaient davantage sur les souffrances de son peuple que sur l'ignominie prêtée au Peuple Bleu.

Au bout d'un moment, ayant épuisé tout son stock d'insultes et de souffrances il finit par dire :

— Nous allons pouvoir enfin assouvir notre vengeance. Et, crois-moi, tu vas souffrir autant que tu nous as fait souffrir !

— Je comprends, dit Om le plus sincèrement du monde. Je sais ce que vous avez enduré et à votre place j'aurais le même désir de vengeance.

Ses propos ne trahissaient pas la moindre provocation, la moindre effronterie. C'était un simple constat. Quelque chose sembla s'apaiser un peu plus dans le cœur du Roi. Il ajouta, presque sans colère :

— Je ne te demande pas ton avis et je n'ai nul besoin de ta compréhension.

Om hocha la tête doucement. L'atmosphère dans la salle était étouffante. Personne ne disait un mot. Seul Tournambule se frottait les mains, certain qu'il était d'assister bientôt à une exécution de l'ennemi juré, pleine de cruautés délicates. Il en faisait une affaire personnelle.

— Votre Majesté reprit Om. Il n'y a pas de mot pour dire la souffrance que vous avez endurée et l'absurdité de cette guerre qui a ravagé nos pays. Avec tout le respect qui est dû aux hommes et aux femmes qui sont morts de cette guerre, je voudrais après un temps de silence pour leur mémoire, reprendre mon propos. Vous m'avez donné votre parole, n'est-ce pas ?

Le Roi grommela quelque chose d'incompréhensible. Puis il ajouta l'œil mauvais :

— Malgré l'envie irrésistible que j'ai de t'étrangler sur place, il ne sera pas dit que je n'aurais pas tenu ma parole. Alors, si ça te chante, continue. De toute façon, tu n'échapperas pas au destin que tu mérites !

— Voilà dit Om. Ce que j'ai à dire concerne nos enfants et les enfants de nos enfants. Bref, l'avenir de nos deux pays. Nous avons tous vécu dans notre chair les conséquences terribles de la guerre qui nous a opposés. Et si nous ne pouvons plus rien faire pour changer ce qui a été, nous pouvons peut-être éviter qu'un désastre semblable se renouvelle.

Je voudrais vous enseigner ce que j'ai appris au cours de mon voyage. Ainsi vous serez à même de résoudre les éventuels désaccords futurs avec vos pays voisins ou entre vous. De cette façon, cet art précieux ne disparaîtra pas avec moi et vous pourrez à votre tour l'enseigner et contribuer ainsi à votre mesure à créer un monde meilleur.

Un nouveau murmure étonné parcourut l'assistance.

— Tu es décidément quelqu'un de bien étrange, dit le Roi en se caressant le menton. Tu viens seul et sans armes à la rencontre de ton ennemi ; tu refuses d'être libéré alors que tu en avais la possibilité ; tu nous dis qui tu es, tu avoues tes fautes, tu reconnais les crimes de ton peuple ; et non seulement tu ne protestes pas à l'annonce de ton exécution, mais en plus tu veux nous faire un cadeau précieux ! Je suis bien obligé de reconnaître que ton attitude et tes manières, quoique incompréhensibles, méritent un certain respect. Pour cette élégance d'âme, nous nous contenterons sans doute d'une mise à mort par décapitation, sans autre cruauté.

Tournambule cessa immédiatement de se frotter les mains et afficha une mine déconfite.

— Mais… Majesté, protesta-t-il.

— Silence ! cria le Roi. Ou bien c'est toi que je fais embrocher !

Tournambule se tassa encore un peu plus sur son siège.

— De plus, continua le Roi, je dois dire que je suis sensible à l'idée de laisser à mes enfants un royaume en paix, respectable et respecté. Et que ce que tu as appris m'intéresse. Moi aussi, j'ai passé des heures à me demander comment on avait pu en arriver là. Moi aussi, cette question me torture et hante mes nuits. Alors c'est d'accord ! Enseigne-nous !

Il retourna s'asseoir sur son trône et s'installa confortablement.

— Parle ! ordonna-t-il.

— Sire, obéit Om, une bonne démonstration vaut mieux que mille théories. Je vous propose de reprendre le désaccord qui a opposé nos pères et le traiter à la lumière de l'enseignement que j'ai reçu.

— Et moi ? Que dois-je faire ? demanda le Roi intrigué.

— Ce qui vous semble juste et acceptable de faire dans votre intérêt et celui de votre peuple.

— Ah ? dit le Roi, je n'ai pas besoin de me comporter d'une certaine manière moi aussi ?

— Non, Sire. Et c'est ce qui est merveilleux. Il suffit qu'un seul d'entre nous pratique l'enseignement.

— Parfait ! répondit le Roi. Commençons séance tenante !

Om enseigne son art au Roi Rouge

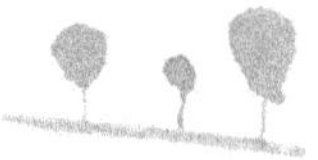

— Bien dit Om. Reportons-nous dans le passé, vous êtes votre père et je suis le mien… Vous souvenez-vous des échanges entre eux peu après que le fleuve a été dévié de son cours ?

— Très bien, répondit le Roi. Malgré mon jeune âge, j'assistais à toutes les délibérations du Conseil Royal.

— Alors voilà, nous y sommes. Le fleuve a changé son cours et n'irrigue plus le Pays Bleu. Je viens vous trouver et je vous demande : « Cher Roi Rouge, auriez-vous l'obligeance de nous accorder l'autorisation d'accéder au fleuve en passant par vos terres ? » Qu'en dites-vous ?

— Je refuse. Poliment, mais je refuse.

— Bon, acquiesça Om. Après un temps, il dit : puis-je vous demander quelles sont les raisons qui s'opposent à un accord de votre part ?

— Bien sûr ! dit le Roi. Vous avez remarqué que la largeur du fleuve a été divisée par deux et que par conséquent, il n'y a pas suffisamment d'eau pour tout le monde. Je ne vais pas assoiffer mon peuple pour désaltérer le vôtre.

La salle approuva bruyamment les propos du Roi.

— Et toc ! dit Tournambule tout bas. Prends ça dans les dents !

— Je comprends, dit Om. En fait, vous craignez de ne pas avoir assez d'eau pour répondre aux besoins de vos terres et de votre peuple. C'est bien cela ?

— Tout à fait, répondit le Roi avec un petit sourire de satisfaction et en haussant les sourcils.

— Bien sûr, bien sûr, dit Om, c'est bien légitime. Votre peuple est votre priorité. À votre place et dans ces conditions, je ferais comme vous.

La salle approuva à nouveau.

— De mon côté, poursuivit Om. Il m'a semblé remarquer que la vitesse d'écoulement du fleuve a presque doublé. Il faudrait bien sûr le vérifier, mais si c'est le cas, le débit serait resté le même. Il y aurait donc assez d'eau pour tout le monde.

— Et si le débit venait à diminuer demanda le Roi. Que se passerait-il ?

— Sire, le fleuve coule en vos terres, il vous suffira de nous en fermer l'accès. Nous nous engagerons à respecter votre décision.

— Hmfff ! fit le Roi. Effectivement, si je pouvais m'assurer que vous tiendrez vos engagements, je ne vois pas pourquoi je vous refuserais l'accès temporaire à l'eau du fleuve si le débit est resté le même.

Il réfléchit un long moment pendant lequel Om se garda bien d'intervenir. Il finit par dire :

— En fait, le débit n'est pas la seule raison de mon refus. Il y a aussi autre chose.

— Me diriez-vous ces autres raisons, Majesté ? demanda Om le plus courtoisement possible.

— Les terres entre l'ancien et le nouveau lit du fleuve sont des terres arides que nous cultivons avec beaucoup d'effort depuis de nombreuses années, répondit le Roi Rouge. Le passage quotidien de vos gens ne pourra qu'endommager ces cultures et rompre le délicat équilibre écologique que nous avons eu tant de mal à instaurer.

Par ailleurs, je crains qu'une fois acquis le droit de passage, une certaine confusion s'installe dans les esprits au sujet des frontières qui délimitent nos pays.

— Je comprends dit Om. Vous ne voulez pas prendre de risque quant à l'intégrité de votre Royaume et vous voulez vous assurer que les terres du nord continueront à vous donner de bonnes récoltes. C'est bien cela ?

— Oui, dit simplement le Roi. C'est bien cela. Nous n'avons pas tant de terre cultivable que nous puissions en sacrifier la moindre parcelle.

— Ce sont des soucis bien légitimes, commenta Om. Un Roi se doit de penser à ces choses-là.

— Tout à fait reprit le Roi. C'est mon devoir. Croyez bien que ce n'est pas pour vous nuire.

— Je comprends, dit Om.

Après un silence, il reprit.

— Je vous comprends d'autant mieux que j'ai les mêmes soucis pour mon peuple. Je suis bien embêté, car si je ne trouve pas d'eau bientôt, ce sera la sécheresse pour mes terres et la famine pour mon peuple. Car il n'y a pas d'autre point d'eau à cent lieues à la ronde. Et je ne vois pas d'autres solutions pour le moment…

Son regard se perdit dans le vague, comme s'il ne savait plus quoi dire. Il releva la tête et regarda le Roi dans les yeux. Il lui dit :

— Comment pourrions-nous faire pour que l'intégrité de votre royaume ne coure aucun risque, que votre peuple continue à tirer sa subsistance du travail de vos terres, que vous soyez assuré de ne jamais manquer d'eau et qu'en même temps mon pays ait suffisamment d'eau ? Moi je n'ai pas d'idée. Peut-être en avez-vous une ?

Le Roi fronça les sourcils dans un intense effort de réflexion. Tous les gens de l'assistance l'imitèrent. Tournambule fit de même. Car il adorait les énigmes, surtout celles qui semblaient impossibles à résoudre.

Après un certain temps, des murmures de découragement se firent entendre dans la foule. Personne ne trouvait la solution à cette énigme. Le Roi lui-même, qui était réputé pour son intelligence et son habileté d'esprit, était peu à peu envahi par le doute…

— Je sais ! hurla quelqu'un derrière le Roi.

C'était Tournambule. Ses deux bras étaient levés en l'air, en signe de victoire.

— J'ai trouvé ! répéta-t-il tout excité.

Le Roi se tourna vers lui, les sourcils froncés :

— Parle ! lui dit-il.

— Sire, j'ai une solution ! se rengorgea-t-il.

— Eh bien, parle ! répéta le Roi en haussant le ton.

Tournambule se releva et saisit des craies dans sa poche. Il commença à tracer sur le sol une carte des deux pays.

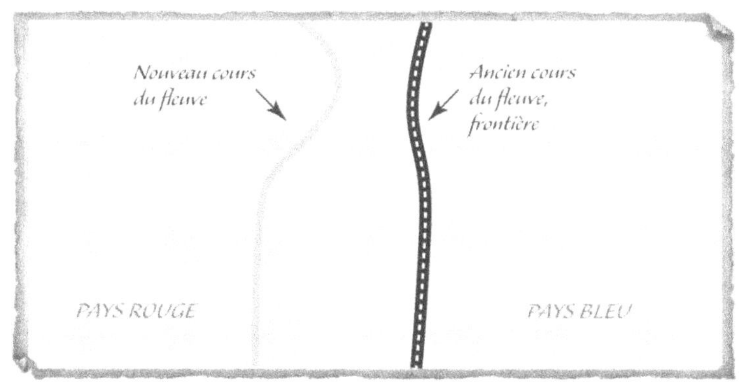

— Voilà la situation aujourd'hui et voilà ce que nous pourrions faire :

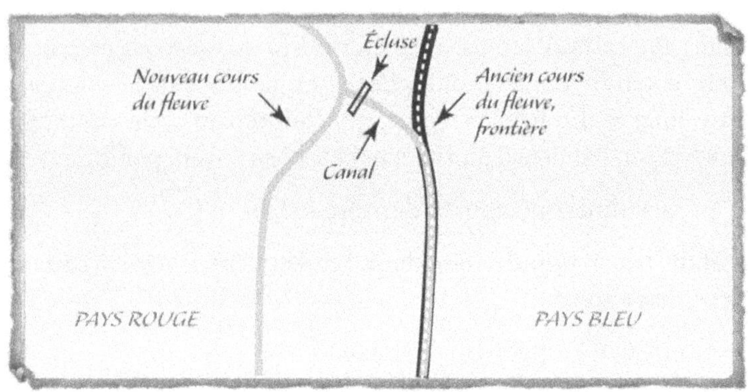

Nous creusons un canal pour qu'une partie de l'eau du fleuve rejoigne son ancien lit. Et cela répond à nos trois besoins : Primo, personne ne passe sur nos terres puisque c'est l'eau qui fait le déplacement. Ce qui règle la question de l'intégrité du royaume. Deuxio, nos sols du nord seront mieux et plus facilement irrigués puisqu'ils seront encadrés par trois cours d'eau. Ce qui règle la question de la subsistance alimentaire. Tertio, au point de dérivation, nous construisons une écluse qui nous permet de garder le contrôle de l'écoulement vers le Pays Bleu en cas de diminution du débit. Ce qui règle la question de la sécurité de notre approvisionnement en eau. De plus, nous multiplions notre accès à l'eau sur tout l'axe nord-sud puisque nous aurons désormais deux bras de fleuve et trois rives accessibles directement depuis notre pays.

— Génial ! dit Om.

Tournambule rosit de plaisir.

— Hum, dit le Roi. Mais cela va nous demander beaucoup de travail et d'argent. Je ne suis pas d'accord pour engager nos forces vives dans ce travail colossal !

Tournambule fronça à son tour les sourcils. Puis se tournant vers Om :

— Seriez-vous d'accord pour prendre en charge les travaux dans leur totalité ?

— Bien sûr ! dit Om.

— Bon, concéda le Roi. Cela vaut la peine d'être pris en considération. Cette solution n'aurait que des avantages pour nous.

Puis après un silence, presque avec colère, il ajouta :

— Mais comment nos pères n'y ont-ils pas pensé eux-mêmes ?

Se tournant vers Om :

— Qu'en pensez-vous ?

— Nos pères ont été pris dans le piège dans lequel tombent la plupart des êtres humains lorsqu'il y a entre eux un désaccord à fort enjeu. L'émotion prend le pouvoir sur la raison. Je vous montrerai plus tard comment se met en place cet enchaînement diabolique.

— J'ai hâte d'en savoir plus sur le sujet ! dit le Roi piqué de curiosité.

— Alors ? Alors ? demanda Tournambule au comble de l'excitation. Que pensez-vous de ma solution ? Brillante, n'est-ce pas ?

— C'est presque parfait, répondit Om.

— Presque ? demanda le Roi en fronçant les sourcils

— Oui Sire. L'idée est formidable sur tous les points sauf un.

— Lequel ? Lequel ? demanda Tournambule, ravi d'avoir à résoudre un autre problème.

— S'il est bien naturel que vous souhaitiez assurer votre approvisionnement en eau en contrôlant l'écluse de dérivation, quelque chose me chagrine et me semble mettre en danger l'harmonie et la paix entre nos pays, répondit Om. Pas aujourd'hui sans doute mais pour les générations futures.

— Comment cela ? gronda le Roi

— Dans cette situation, la survie de mon peuple dépendra entièrement de la bonne volonté de ceux qui vous succéderont. Au premier désaccord sérieux, il sera trop tentant de brandir la menace d'une coupure d'eau. Et l'engrenage infernal se remettra en place. Et nous voulons éviter qu'une autre guerre recommence, n'est-ce pas ?

— Que proposes-tu alors ? demanda le Roi, agacé qu'Om fasse ainsi le difficile à une si adroite solution.

— Je sais ! Je sais ! interrompit Tournambule qui s'était mis debout sur son tabouret. Il y a une autre solution !

Il était si agité qu'il perdit équilibre et se retrouva à nouveau affalé de tout son long. La scène était comique, mais personne n'avait envie de rire tant l'heure était importante. À côté du plan précédent, il en dessina un deuxième :

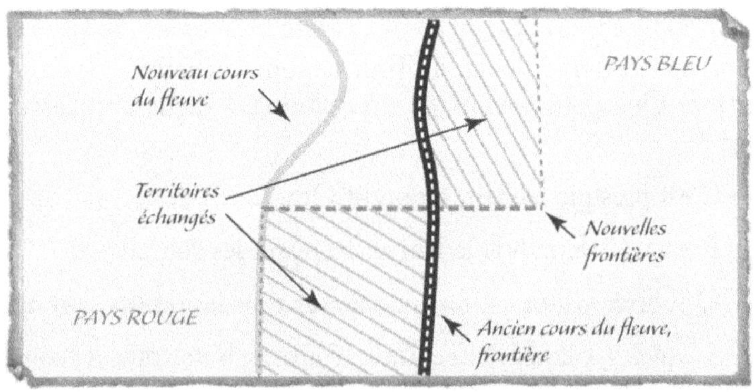

— Tu plaisantes ? dit le Roi avec courroux. Qu'est-ce que c'est que ce rapiéçage ?

— Sire, commenta Tournambule. Les terres du nord sont fertiles, contrairement à celles du sud qui donnent moins. En procédant à un échange de territoire à parts égales et comme dessiné sur le plan, nous répondons à tous nos besoins :

Primo, notre souveraineté est assurée puisque les frontières sont clairement fixées et que chacun est chez soi. Les terres en question étant des terres agricoles, il n'y a aucun déplacement de population.

Deuxio, la sécurité alimentaire est renforcée : les terres du nord sont les terres les plus fertiles. En échangeant avec une partie des terres du sud, nous sommes gagnants sur le plan des récoltes.

Tertio, la sécurité de notre approvisionnement en eau est garantie puisque nous nous situons en amont, tout en préservant la sécurité de l'approvisionnement du Pays Bleu puisque nous ne pouvons pas bloquer l'écoulement du fleuve sans nous pénaliser nous-mêmes.

Et si, en unissant nos efforts nous parvenons à combler l'ancien lit, cela nous donnera un ensemble ma foi que je trouve plutôt joli, non ? »

Et il effaça l'ancien lit du fleuve son plan :

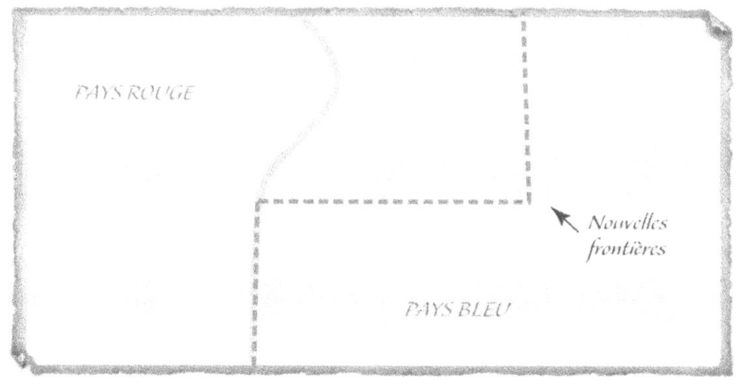

— Excellent ! dit le Roi Rouge.

— Excellent ! dit Om.

— On peut même faire mieux que ces lignes droites peu poétiques, dit le Roi Rouge en prenant les craies des mains de Tournambule : regardez ! Voici les frontières comme je les verrais :

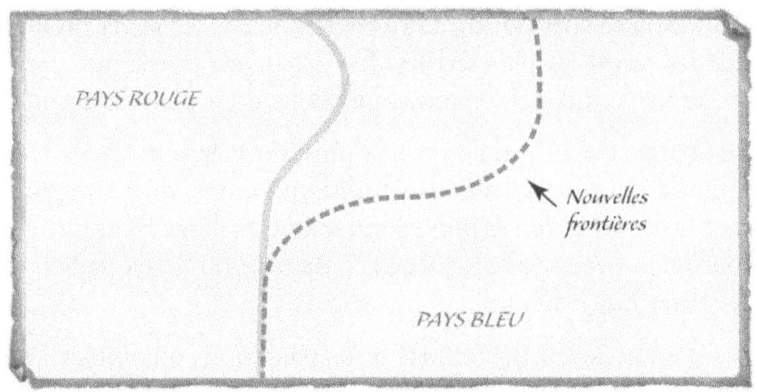

— Merveilleux ! dit Om

Après un temps, il s'exclama :

— Majesté ! Regardez ce que vous venez de dessiner ! C'est incroyable ! Quelle coïncidence !

— Je ne vois pas ce que tu veux dire, fit le Roi.

— Laissez-moi vous montrer, Majesté, dit Om en montrant le plan du menton.

— Détachez-le ! ordonna le Roi.

Om prit les craies et compléta le dessin :

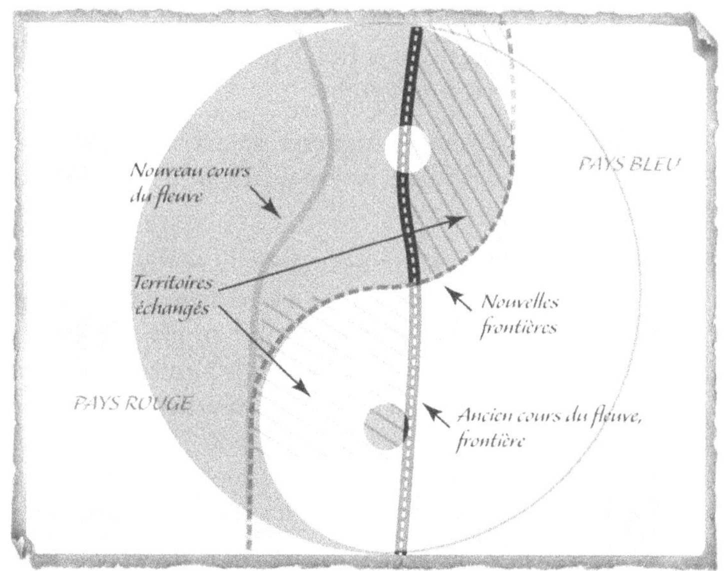

— La frontière que vous avez dessinée ressemble au signe du Yin et du Yang, le symbole de l'harmonie !

Le roi regarda alors Tournambule, la foule, les plans dessinés sur le sol, puis Om. Celui-ci avait regagné sa place et tentait de remettre lui-même ses liens.

— Majesté, je suis à votre disposition pour me soumettre au sort que vous déciderez, dit-il.

Le Roi hésita un instant.

— Certes, tu mérites la mort au nom du désir de vengeance légitime qui brûle nos cœurs. En même temps, tu viens de nous faire une démonstration éclatante de ton savoir-faire. Même Tournambule s'est mis à coopérer avec toi. Et ça, c'est un véritable exploit !

Tournambule se renfrogna.

— Ce n'est pas de ma faute, dit-il, accusateur, c'est lui !

— C'est bien ce que je dis, fit le Roi. Il possède la maîtrise d'un art étonnant que je veux apprendre !

— Sire, dit Om. Je vous enseignerai cet art, ainsi qu'à tous ceux de l'assistance ! Ensuite, vous pourrez faire de moi ce que vous voudrez.

— Tu es décidément bien étrange, répondit le Roi. Tu es prêt à nous rendre service alors que nous parlons de t'exécuter. C'est vraiment étonnant ! Il devient plus en plus difficile de t'en vouloir et de te détester. De plus, si je t'exécute, avec qui signerais-je le traité qui établira ces nouvelles frontières si intéressantes ?
Par ailleurs, il est probable que ton peuple déclenchera de nouvelles hostilités en représailles. Et je ne veux pas d'une nouvelle guerre.
Enfin, plutôt qu'un ennemi, nous aurons un allié. Ce qui, en ces temps troublés, n'a pas de prix. Je veux assurer les conditions pour que nos enfants et les enfants de nos enfants vivent en paix. Alors, c'est décidé. Tu es libre ! Nous te reconduirons chez toi avec tous les honneurs dus à ton rang. Dans une semaine, nous signerons le traité.

Tournambule, pour ta haute contribution, je te relève de tes fonctions de magistrat et te nomme Conciliateur Général du Royaume et je double tes revenus !

Tournambule se mit à pleurer de joie.

— Hourra ! Hourra ! se mit à crier la foule. Vive le Roi Rouge, vive le Roi Bleu, vive la paix entre nos deux pays !

Quand le calme fut revenu, le Roi s'adressa à Om.

— J'ai une dernière condition !

— Laquelle ? demanda Om inquiet.

— Enseigne-nous ton art sur le champ !

C'est ainsi qu'Om partagea pour la première fois l'art et la manière qui lui avaient été transmis. Il s'y prit de la manière la plus simple qui soit : en racontant l'histoire de son voyage. Comme le sage l'avait fait pour lui, il commença par l'étape préalable : celle où le mécanisme infernal lui fut dévoilé. Puis, il enseigna une à une les six étapes de son art. À chaque fois qu'il offrait un enseignement nouveau, les visages s'éclairaient. C'était comme s'il déposait des graines de lumières dans le cœur de ceux qui l'écoutaient. Son enseignement dura jusqu'à l'aube.

Au petit matin, il demanda à rentrer chez lui. Un à un, les gens de l'assistance vinrent lui serrer la main et le remercier. Om réalisa qu'il avait achevé sa mission.

À présent, il lui brûlait de retrouver son pays, son peuple et sa Reine bien-aimée.

ÉPILOGUE

Une nouvelle vie commence, couleur indigo

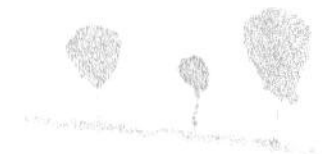

Le traité fut signé. On dessina de nouvelles frontières. Une nouvelle ère de fraternité et de coopération commença pour les deux pays.

Reprenant la première idée de Tournambule, on creusa également un système de canaux qui irriguaient l'ensemble des terres. On construisit des ponts sur le fleuve. Les intérêts des deux pays étaient maintenant étroitement liés.

Bien sûr, çà et là, les désaccords continuaient de surgir entre les individus, quelle que soit la couleur de leurs pieds. Mais tous avaient appris l'art de les résoudre depuis leur plus tendre enfance. Il était enseigné à l'école dès les petites classes.

Et l'on venait du monde entier pour consulter les meilleurs d'entre eux lorsqu'un conflit grave était sur le point d'éclater.

Le fleuve Bensi-Parcekeu fut rebaptisé le « Auké-Pourkwa » pour symboliser l'évolution majeure accomplie du rapport de force au rapport d'intelligence.

Des mariages eurent lieu, donnant naissance à de jolis enfants aux petits pieds couleur indigo.

Ils vécurent ainsi heureux et eurent souvent des occasions de désaccords qu'ils se réjouissaient de résoudre. Ceux-ci étaient accueillis avec bienveillance comme une opportunité de s'enrichir et de gagner de nouveaux amis.

L'enseignement de ce conte comporte sept points essentiels. Mais sa mise en pratique se déroule en six étapes successives. L'enseignement préalable induit une attitude générale vis à vis des désaccords et des conflits. Les six autres sont des comportements concrets à mettre en œuvre en situation. L'attitude générale et les six comportements constituent les « 7 graines de lumière » de ce conte.

La démarche proposée peut sembler paradoxale à bien des égards. L'expérience vous montrera qu'elle est étonnamment efficace. Ne me croyez pas : mettez-la en pratique et jugez par vous-même.

Attitude générale : se souvenir que le rapport de force est contre-productif. Tout au long de l'échange, résister à la tentation des arguments, des menaces et des attaques personnelles

Premier pas : calmer notre émotion

Si l'on sent l'agressivité monter en soi, on fait ce qu'il faut pour l'apaiser *suffisamment*. En utilisant, par exemple, une des méthodes proposées dans le conte :

- la correction de l'erreur de représentation ;
- le report de l'attention sur la respiration ;
- ou simplement encaisser les « coups » sans les renvoyer ;
- ou une autre technique qui marcherait aussi bien.

Vous aurez à y revenir à chaque fois que, dans l'échange, vous sentez l'agressivité remonter en vous. Cette première étape ne prend souvent que quelques secondes. C'est sans doute la plus difficile et la plus importante.

Si vous ne sentez pas d'énergie agressive monter en vous, tant mieux ! Vous pouvez directement passer à l'étape suivante.

Deuxième pas : calmer les émotions de l'autre

Si votre interlocuteur reste calme, tant mieux. Vous pouvez passer à l'étape suivante. Sinon, que faire ? Rien. Ou presque. Et surtout pas « Calme-toi ! » et encore moins « C'est nul de se mettre en colère pour ça ! ». L'idée est de *ne pas contrer* et *ne pas juger*. Comment fait-on ? En prononçant un mot comme : *oui, bon, bien, d'accord*. Ces mots envoient le message : « Vous avez sûrement de bonnes raisons de dire ce que vous dites et de le dire comme vous le dites. Je suis prêt à en parler avec vous ». L'effet est étonnant : l'émotion de votre interlocuteur va peut-être augmenter un peu, puis se stabiliser et pour finir, se calmer. Cette étape dure le temps qu'il faut pour dire « oui », à peine plus. Si vous êtes parvenu à garder votre calme et à faire en sorte que l'autre aussi, vous pouvez passer à l'étape suivante.

Troisième pas : comprendre
plutôt que de se faire comprendre

Comment fait-on ? De la façon la plus simple du monde : en posant des questions. La question reine est « pourquoi n'êtes-vous pas d'accord ? ». Et l'on écoute la réponse de son interlocuteur avec l'intention de voir les choses comme il les voit. Mieux encore : de les ressentir comme il les ressent. Chercher à être convaincu plutôt que de vouloir convaincre.

Son « oui » futur est dans les arguments mêmes qu'il vous oppose. Accueillez-les avec gourmandise. Ce sont les conditions de l'accord futur. Soyez égoïste : intéressez-vous à l'autre !

Son point de vue compris, la solution apparaît parfois avec une telle évidence que le désaccord est déjà résolu. Souvent, ce n'est pas suffisant. Il faut continuer la démarche…

Quatrième pas : faites-lui comprendre que vous l'avez compris en reformulant ses propos

Si vous voulez que quelqu'un vous écoute, laissez-le parler. Puis redites avec vos mots ce que vous avez compris. Et puis vous demandez : « c'est bien ça ? » Vous verrez, c'est magique. Votre interlocuteur lève les sourcils, puis vous dit « oui ! » avec un sourire satisfait. Puis il se tait et vous écoute. Premier avantage de la reformulation : vous vérifiez que vous avez réellement compris. Deuxième avantage : votre interlocuteur se sait compris et n'a plus besoin d'argumenter.

Mais à une condition : que vous ne gâchiez pas par un seul mot tous les efforts que vous venez de déployer. C'est l'objet de l'étape suivante et c'est tout un art.

Cinquième pas : juxtaposer votre point de vue au sien, plutôt que de l'opposer

Comment ? En commençant ce que vous allez dire par des formules comme « de mon côté », « pour moi », « en même temps », « de mon point de vue »… Plutôt que par l'affreux « oui, mais ». Puis, on observe les deux positions ainsi mises côte à côte, en se posant la question : « Comment faire pour qu'il obtienne ce qu'il veut et qu'en même temps, j'obtienne ce que je veux ? ». Du coup, on se retrouve à deux cerveaux qui réfléchissent au même problème. On peut passer alors à la sixième étape.

Sixième pas : proposer une solution

Dès qu'une solution gagnant-gagnant apparaît, on la propose. Si l'on n'en voit pas, on demande à son interlocuteur s'il n'aurait pas une idée. Et on en parle ensemble.

Si aucune solution gagnant-gagnant n'apparaît, on peut rechercher un compromis. Ce dernier a de grandes chances d'être accepté, car la relation est devenue une relation de coopération.

Et si aucun compromis n'est possible ? C'est rare, mais ça peut arriver. On peut être d'accord sur le constat qu'on n'a pas encore réussi à trouver un accord et on peut convenir d'un temps supplémentaire de réflexion commune. La solution n'a pas encore été trouvée, mais la relation est bonne. Et c'est une condition essentielle d'un accord futur.

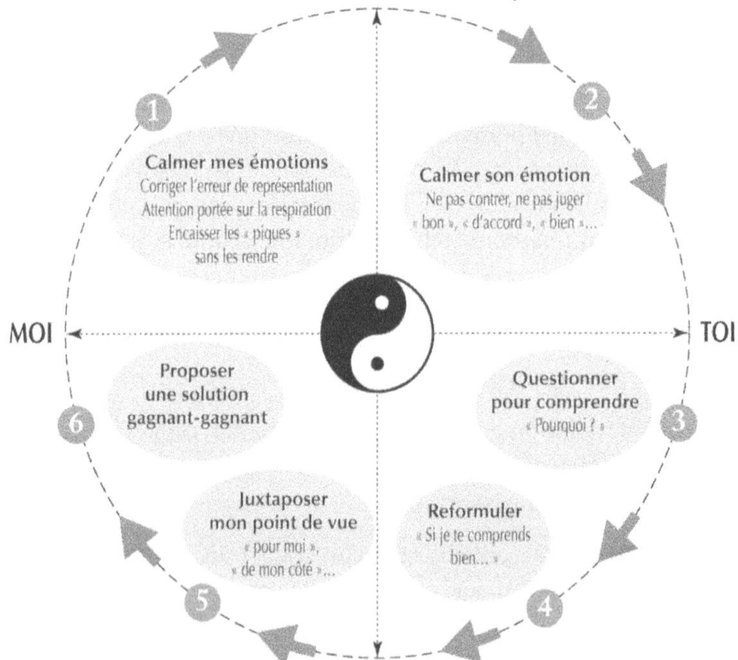

Pour en savoir plus : http://www.letaoduconflit.fr/

Remerciements

Merci à Martine Kamoun, sans laquelle l'idée de ce livre sous forme de conte n'aurait pas vu le jour ; pour son soutien, son écoute et ses remarques tout au long de sa rédaction.

Merci à Stéphanie Ricordel et Élodie Dusseaux des éditions Eyrolles pour leur confiance et leur vision.

Merci à Solange Cousin, avec qui l'ouvrage a été finalisé, pour ses apports empreints de justesse et de sensibilité.

Pour contacter l'auteur

Pierre Pellissier
52, rue de Paris
91370 Verrières-le-Buisson

pierrepellissier@wanadoo.fr

Mise en pages : Sandrine Escobar

Imprimé en Allemagne par BoD
Dépôt légal : octobre 2016

Milton Keynes UK
Ingram Content Group UK Ltd.
UKHW020733130823
426785UK00012B/112